改訂新版

つらい膝《ひざ》の痛みは毎日のちょっとしたことでたちまち軽くなる!

医学博士 渡辺淳也・監修

ナショナル出版

監修の言葉

膝痛がよくなるプロテオグリカンの上手な増やし方

膝の痛みを訴える人は大変多いものです。立ったり座ったり、階段を上ったり下りたりといった動作の時に痛みが起こり、進行すると歩くのもつらい、といった状態になります。こうした症状を持つ人の圧倒的多数が、変形性膝関節症と診断されます。

加齢や性別、遺伝など、この病気になりやすい因子がありますが、同じようなタイプの人でも、膝痛を起こす人と起こさない人がいます。最近の研究で、その違いの1つに、膝の軟骨成分であるプロテオグリカンが深く関わっていることがわかってきました。

このように説明すると、「自分はプロテグリカンが減っているから膝が痛いんだ。もう頑張ってもムダだ」と思う人が多いのですが、そうではありません。プロテグリカンは、工夫次第で自力で増やすことができるのです。

まず本書で紹介している「ソフト屈伸」や「小分け歩き」などの軽い運動。無理をせず続けることで、プロテオグリカンが増加することがわかっています。また運動だけでなく、プロテオグリカンを経口摂取することでも、膝軟骨のプロテオグリカンが増えることがわかってきました。

変形性膝関節症は、誰もが知っている病気ですが、きちんと理解し、正しく対処している人はあまり多くありません。整形外科では膝痛のある人に運動を勧めますが、痛いからやらない、あるいは頑張りすぎてさらに膝を傷めてしまう、という失敗に陥りがちです。ひどい痛みや炎症がある時は安静にしていても、日常的な動作が可能な人は、適度な運動がとても重要であることを、ぜひご理解いただきたいと思います。

プロテオグリカンは、最新のＭＲＩの画像診断で、その量や状態を見ることができます。さらにこの診断技術で、まだ自覚症状のない初期の変形性膝関節症を発見することもできるようになりました。痛みのないごくごく初期の状態であれば、適切な運動療法を続けることで、発症を未然に防ぐこともできると考えられます。

ただこうした最新のＭＲＩ装置は、日本でもまだ限られた施設にしかありません。いつでもどこでも、プロテオグリカンの状態が検査できるようになれば、高齢化が進む日本でも健康寿命をもっと伸ばすことができるのではないかと思います。

ただ実際に画像で見ることができなくても、変形性膝関節症がどんな病気であるかを理解し、病状に合った運動を行うことで、プロテオグリカンを増やすことができます。また適切な食生活やプロテオグリカンの経口摂取も変形性膝関節症の進行予防には大切です。このような日常生活の工夫で膝痛は改善することができるのです。

今現在、変形性膝関節症で困っておられる方は、ぜひ本書をご活用いただきたいと思います。あきらめることはありません。まずはご自身の膝がどうなっているのか、しっかりご理解ください。そして運動を含め、膝の状態にあった対処と工夫を積み重ねていただきたいと思います。そうして再び、軽やかな足取りで歩ける生活を取り戻しましょう。

医学博士　渡辺 淳也

〈改訂新版〉つらい膝の痛みは
毎日のちょっとしたことでたちまち軽くなる！

目次

第1章 膝関節症の原因と治療法

第2章

渡辺式改善メソッドで膝痛が消える

第3章 膝関節症に新たな光。弘前大学が実証したプロテオグリカンの軟骨再生作用

第4章 プロテオグリカンと相乗効果！その他の期待できる成分と働きを徹底解剖

第5章 膝関節症を克服した症例集

第6章 薬や手術に頼らない膝関節症治療 すぐわかるQ＆A

第1章

膝関節症の原因と治療法

膝痛は放置してはいけない

ある程度の年齢になれば、膝の痛みは多くの人が感じるものかもしれません。階段を上り下りする時、正座から立ち上がる瞬間、あるいは低い位置での作業をしようとしゃがんだ瞬間、ズキンと走る鋭い痛み。そしてほとんどの人がこう思います。

「年だから、しかたがない…」

痛いことは痛いけれど、ちょっと気をつければ大丈夫。膝をかばって動けば何とかなる。だから特に治療もせず、放置している人が多いのではないでしょうか。けれども〝放置〟していて、本当によくなるのでしょうか。一時的に痛みは治まっても、いずれ症状が悪化してくるものです。「ちょっと痛い」から「顔をしかめる痛み」になり、何かにつかまらないと動作がつらくなります。そうしてあちこちの整形外科や鍼灸院のお世話になることになります。

整形外科は行っていただかなければなりません。膝の状態を明らかにするために。問題はそれからです。今日、膝痛があって通院していても、なかなかよくならないという人がたくさんいるようです。

また「年だからしかたがない」というあきらめや放置することにも、問題があるのです。

膝痛は、正しい対処をすれば、驚くほど回復します。その正しい対処について述べていきます。

膝痛は放置しないでください。放置すれば悪化すると思ってください。放置は悪化のスイッチです。負のスパイラルにつながります。

膝痛の原因を知って、正しい対処法を積み重ねていきましょう。必ず膝痛はよくなります。今より確実に改善します。

なぜ？ 高齢アスリート大活躍

膝痛は、医学的には変形性膝関節症。字面で解釈すれば、膝の関節が変形し、トラブルを起こして痛みを起こす病気です。多くは中高年の人が発症しますが、加齢だけが原因ではありません。

現に、年をとっても特に痛みを訴えることなく、しゃきしゃき歩いている人、活動している人もたくさんいます。80代、90代になっても仕事や趣味、スポーツに打ち込むアスリートもたくさんいます。

例えばスキーヤーで登山家の三浦雄一郎氏は、80歳でエベレスト登頂を成し遂げています。稲田弘《いなだひろむ》氏は現役のトライアスリート。2020年、86歳で、次のトライアスロンに備えてトレーニング中です。奥村正子氏は89歳で、マスターズのベンチプレスの選手です。平山四郎さんは87歳で、全日本高齢者武道大会（剣道）の85歳以上の部で、初優勝を果たしました。他にもたくさんの分野で、高齢アスリートが大活躍しています。

こうした人たちは、決して特殊な才能の持ち主とは限りません。中には三浦雄一郎氏のような有名人もいますが、中高年を過ぎて本格的にスポーツを始める人が、今とても増えているのです。

「膝が痛いのは年のせい」だけではありません。というより、年をとっても、膝の痛みを起こさないよう様々な工夫を積み重ねることで、膝の痛みはよくなります。

変形性膝関節症になりやすい3つのリスク因子

もちろん変形性膝関節症には、加齢が影響します。全身のあらゆる臓器は、内臓も筋肉も骨も加齢により衰えてくるので、膝関節も例外ではありません。他にもいくつか「なりやすい」リスク因子があるので、ご紹介していきましょう。

遺伝

ちょっと意外かもしれませんが、遺伝も変形性膝関節症のリスク因子です。体質と言い換えてもいいでしょう。

例えばお母さんが変形性膝関節症だった、お祖母ちゃんが変形性膝関節症だった、という人は、やはり膝関節は、そうでない人より弱いようです。そのため、より変形性膝関節症になりやすいということができます。特にお母さんがこの病気であった場合、その子どもは同じ病気になるリスクが大きくなります。

お父さん、お爺ちゃんが変形性膝関節症である場合も同様ですが、後述するように、この病気は女性の方がなりやすい特徴があります。そのため母方にこの病気がある方が、父方よりなりやすいということができます。

変形性膝関節症の遺伝子も特定されており、遺伝子検査で調べることもできます。

ただ、母方に変形性膝関節症の人が多くても、必ずこの病気になるとは限りません。他の因子、例えば性別や体重、生活習慣などが絡み合って発症することが多いので、悲観する必要はありません。他の因子を回避することで、発症を未然に防ぐこともできそうです。また適切な運動や体重コントロールで、膝関節のコンデションをよくすることもできるでしょう。

女性

変形性膝関節症は圧倒的に女性に多い病気です。その男女比は、1対3とも1対4とも言われています。調査によって数字は異なりますが、女性は男性の何倍も変形性膝関節症になりやすいことがわかっています。

確かに「膝が痛くてね…」といった話は、女性から、あるいは女性同士の会話に多いように思います。

変形性膝関節症が女性に多いのは、もともと女性の方が男性よりも膝関節の軟骨が薄いことに原因があります。筋肉も男性よりは少ないので、膝関節にかかる負担が大きくなります。

女性の靴も、種類によってはリスク因子になります。

スニーカーやかかとの低い靴は膝に負担がかかりませんが、ハイヒールのようなかかとの高いもの、細いヒールのものは、立っているだけで膝の負担になります。通常、体を支えるため足裏全体に体重がのりますが、ハイヒールはつま先立ちと同じです。姿勢を保つため、膝に不自然な負荷がかかります。だからといってサンダルのような足が固定されない履物は、膝や足首をねじったりしがちです。

さらに女性は、閉経によって女性ホルモンが急激に減少することが膝に影響します。女性ホルモンは、骨の代謝にとって欠かせない働きをしています。このホルモンがなくなると骨が弱くなり骨粗鬆症になる女性がとても多いのです。同様に膝の関節と軟骨も弱くなり、この病気になりやすくなるのです。

肥満

肥満は、変形性膝関節症の大きなリスク因子です。体重が多すぎることは、膝関節にとって大きな負担になります。特に歩いたり、走ったり、階段を下りたりする時、膝にかかる衝撃は体重の4倍とも5倍とも言われています。例えば体重70kgの人が階段を降りる時、一歩ごとに片足に200kg～もの重さが加わることになります。

特に急な体重増はよくありません。関節はその変化に対応しきれないのです。関節への負担が急激に増すことで、軟骨が傷み、変形性膝関節症になりやすくなります。

肥満かどうかは肥満指数ＢＭＩで判断することができます。次の式で、数値が25を超えると「肥満」領域です。特にＢＭＩが30を超えると要注意です。

ＢＭＩ＝体重kg　÷（身長m×身長m）

例えば身長１５５cmの人で体重が60kgの場合、ＢＭＩは60÷（１・55×１・55）＝25で肥満です。同じ身長で72kg以上になるとＢＭＩが30なので要注意です。

ちなみにＢＭＩの標準値は22ですので、身長１５５cmの人は、体重が53kgくらいが標準で

BMIと判定基準

18.5未満	やせ
18.5～25未満	標準
25～30未満	肥満１度
30～35未満	肥満２度
35～40未満	肥満３度
40以上	肥満４度

す。この数値に近づけ、維持することが変形性膝関節症の予防や改善につながります。

膝関節の構造はこうなっている

図1をご覧ください。膝の関節は、次のようなパーツが組み合わさってできています。

大きな構造として、大腿骨《だいたいこつ》（太もも側）、脛骨《けいこつ》（ひざ下）、腓骨《ひこつ》、膝蓋骨《しつがいこつ》という4つの骨があります。膝蓋骨《しつがいこつ》とは通称〝お皿〟と言われる骨のことです。

これらの骨をつないでいるのが靭帯《じんたい》と

【図1】膝関節の構造

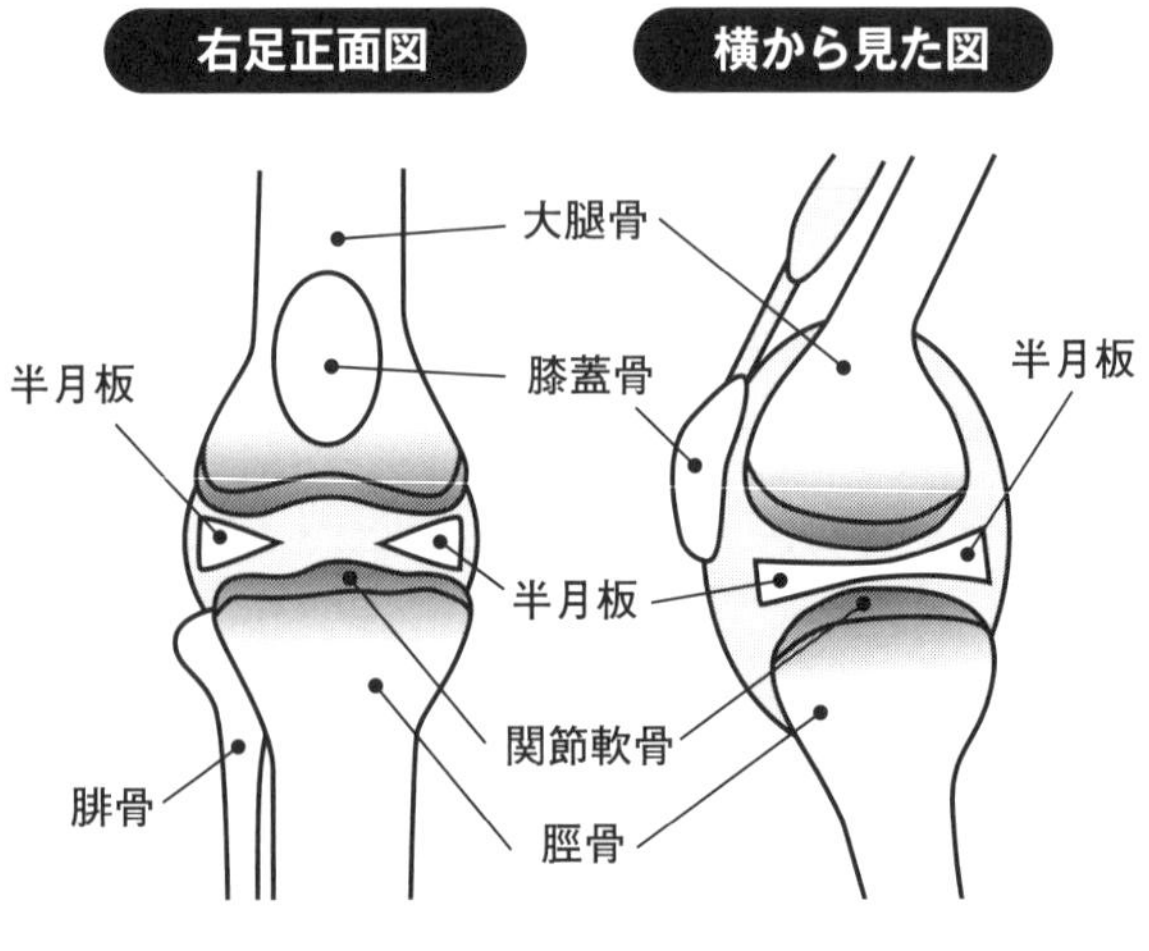

いう結合組織。薄く丈夫なゴムのようなもので、膝の動きを制御しています。大腿骨と脛骨の間には、半月板《はんげつばん》と言われる軟骨があり、クッションのような働きをしています。また大腿骨、脛骨にもクッションの働きをする軟骨があります。

よくスポーツ選手が、靭帯損傷、半月板損傷といったケガで治療を受けていますが、これらの組織が激しい運動の過程で傷つくことが多いためです。

また膝関節は、関節包《かんせつほう》という膜で包まれ、その内側にはさらに滑膜《かつまく》があり二重に守られています。

「立ち上がると痛む」から「じっとしていても痛む」まで

変形性膝関節症は、加齢や肥満、生活習慣などで膝関節に過剰な負担がかかり、痛みや炎症を起こす病気です。軟骨が少しずつすり減り、軟骨の下にある骨が硬くなったり、関節のすきまが狭くなってきます。炎症の中心となるのが滑膜で、その内側に水がたまるようになります（図2）。

【図2】変形性膝関節症の関節

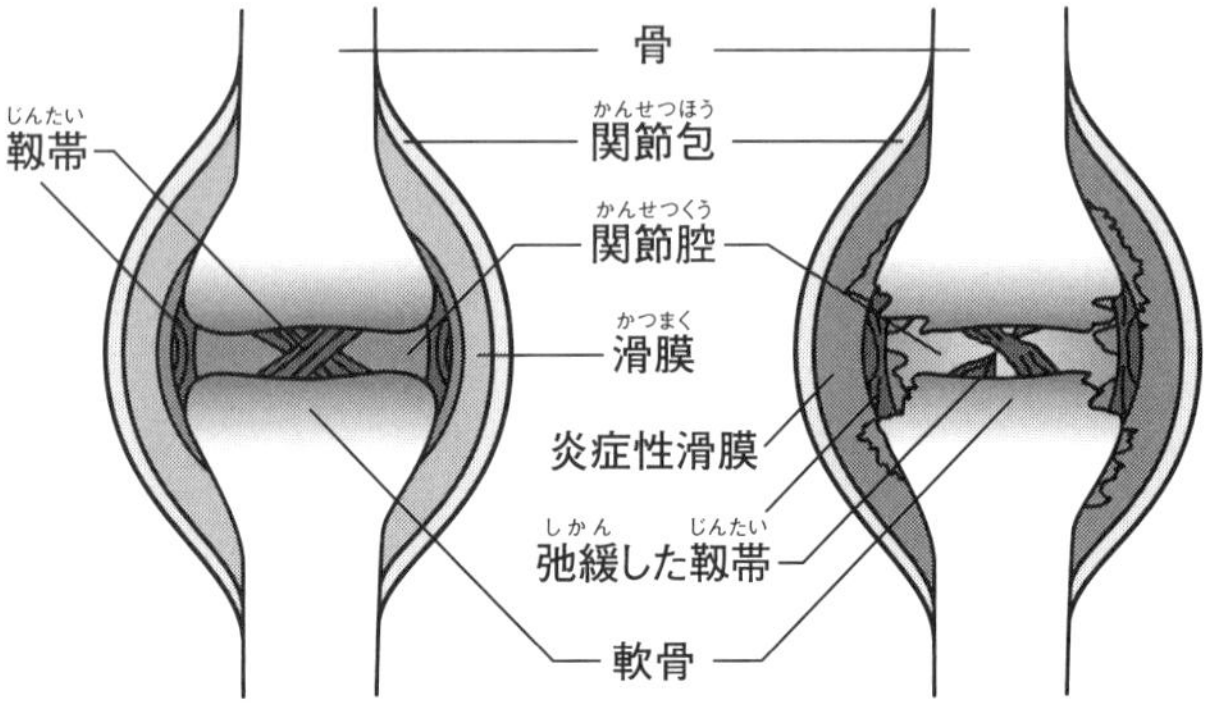

正常な関節

関節液は潤滑油、軟骨はクッションの役割をする。

変形性膝関節症の関節

炎症により滑膜が厚くなって軟骨をおおい、骨や軟骨、靭帯が破壊される。

この病気はゆっくりと進行します。初期の頃は、「立ち上がるときに痛む」「膝がこわばる」「動き初めに痛む」などの症状です。

進行すると、レントゲンなど一般的な画像診断でも、軟骨や半月板がすり減り、骨と骨のすき間が狭くなっているのがわかります。痛みの症状も頻繁に起こるようになり、しゃがんだり、階段を下りたり、正座したりするのが痛む、つらくなるといった状態になり、膝に水がたまって腫れるようになります。

重度になると、軟骨や半月板がほとんどなくなり、大腿骨と脛骨が直接接触するようになります。膝関節の変形も進み、次第にＯ脚（ガニ股）になってきます。膝をまっすぐに伸ばすのが困難になっていきます。

Ｏ脚は日本人に多く、軟骨の内側がすり減って起こります。日本人には少ないものの、変形性膝関節症の症状としてＸ脚になる人もいます。膝軟骨の外側がすり減った場合です。

痛みは動く時だけでなく、じっとしていても痛む、曲げ伸ばしの時に痛む、痛くて歩けない、といった状態に進行していきます。

痛みは滑膜の免疫反応で起こる

変形性膝関節症は、進行するにつれ軟骨がすり減っていきますが、骨と骨がこすれて痛みが起こるわけではありません。そう考えている人が多いのではないでしょうか。

驚いたことに、軟骨には神経が（血管も）ないので、骨同士がぶつかっても膝が動かしにくくなるだけで、ほとんど痛くはないのです。

膝の痛みは、主に関節を包んでいる滑膜で起こっています。

軟骨や半月板がすり減ると、その細かい破片が飛び散って滑膜を刺激します。滑膜はこの破片を異物と見なし、これを排除すべく免疫反応が起こります。滑膜細胞からは、炎症性サイトカインが大量に分泌され、炎症から痛みが起こるのです。

つまり変形性膝関節症による痛みは、骨がこすれて起こるのでなく、免疫反応で起こっています。

はじめは、立ち上がった時、歩き始めなどに痛みます。進行すると機械油が切れたような感覚のギシギシとした痛みが生じます。動かしているうちに痛みを感じなくなりますが、動かしすぎると、また疼くような痛みが出てきます。

そのうち階段の昇り降りがつらい、正座ができない、あぐらがかけない、走ると膝がコキコキ鳴るなど、多くの動作に支障が起こるようになります。

だからといって曲げないようにしていると、やがて関節全体が硬くなっていきます。こうした状態を「拘縮《こうしゅく》」といいます。

膝の水は抜かない方がいい？

滑膜で炎症が起こると、関節内では潤滑油の働きをする関節液がたくさん作られます。この過剰な関節液こそ、俗に言う「膝に水がたまる」の「水」の正体です。

もともと、必要があって関節液はたまっているのですが、滑膜で炎症が起きると、炎症性サイトカインが血管を刺激し、体液がたくさんしみ出して関節内に過剰にたまるようになるのです（関節水腫）。大量の関節液で膝は腫れ、痛みも強くなります。

よく「膝の水を抜くと癖になる」と言いますが、これは間違いで、たまったままにしていると痛みだけでなく、関節の動きに支障が起きるようになります。炎症性サイトカインなどをたくさん含んだ関節液は、健康な状態ではありません。たまったものは整形外科で抜いてもらった方がいいのです。

ただ炎症が治まらなければ、いずれまた水（関節液）はたまります。これは「水を抜くから」ではなく、炎症が治まらないからです。炎症を根本から治めることで、水（関節液）はたまらなくなります。

変形性膝関節症の診断

多くの方が経験済みだと思われますが、膝の痛みで受診するのはまず整形外科です。そこでは問診で、主に膝の痛みなどの自覚症状を確認します。そして担当医が実際に膝関節を触り、痛む部位、曲げ伸ばしした感覚などを聞き取り、腫れ、変形など関節の状態を調べます。

また立った状態でレントゲンを撮り、膝関節がどのような状態になっているかを詳しく診ます。

進行していると軟骨の下にある骨が硬くなる「軟骨下骨硬化」が起こっていたり、関節のすきまが狭くなる、とげ状の骨である「骨棘《こっきょく》」などが現れることがあります。

膝の痛みで受診する人のうち９割は、変形性膝関節症と診断されます。そのくらい患者は多く、日本の高齢化によって、さらにこの病気を発症する人は増え続けると考えられています。

ただレントゲンによる画像診断では、軟骨の詳しい状態はわかりません。靭帯や半月板もレントゲンの画像には映らないのです。主に大腿骨と脛骨の隙間が狭くなっていることなどが診断のもとになるので、ごく初期の異変は「異常なし」とされることが多いようです。

最新のＭＲＩで画像診断を行うと、軟骨の鮮明な状態や靭帯、半月板などの状態もわかるため、より正確な診断ができるようですが、そうした装置はまだ一般的ではないようです。

変形性膝関節症の治療

変形性膝関節症の治療の目標は、まず痛みを抑えること。そして日常的な動作がスムーズに行えて、自立した生活ができるようにすることです。

一般的な治療は保存療法に始まります。保存療法は「生活指導」を基本として、「運動療法」と「薬物療法」を組み合わせて行います。

生活指導

変形性膝関節症と診断されると、まず膝の負担を軽くして病状の進行を抑えるために、どんな生活をしたらよいかについての指導が行われます。

例えば肥満のある患者では、体重コントロールが求められます。ダイエットなどで体重を減らし、膝への負担を軽くすることです。

膝への負担を軽くするには、布団よりベッド、直接床に座るよりイスとテーブルといった洋風の家具での生活がベターです。重いものを持たない、ハイヒールやサンダルよりウォーキング用シューズを履くなど、生活様式を変えることが指導されます。

運動療法

膝に負担をかけず、かつ不自由のない動作ができるようにするには、膝関節のストレッチや筋力トレーニングが有効です。特に自分の体重を支えるには、大腿《だいたい》四頭筋《しとうきん》の強化が役に立ちます。大腿四頭筋とは要するに太ももの筋肉です。体の中で一番大きく強いので、ここがしっかりしていると膝にかかる負担を軽くすることができます。

医療機関に併設されたトレーニングルームがあれば、そこで指導を受けながら運動すれば安心です。スポーツジムなどを利用する場合、プールでの水中ウォーキングや水中エアロビクスなどは、体重の負担が軽くなるので理想的です。

また本書第2章にも、負担が少なく効果的な運動が紹介してあるので、ぜひ参考にしてください。

運動することで血流が改善し、関節内の新陳代謝がよくなります。膝周辺の組織への酸素や栄養分が補給されます。

また運動によって肥満を解消すれば、関節への負担を減らせます。

薬物療法

薬物療法には、内服薬、外用薬、関節内注射があります。

内服薬には、痛みや炎症を抑える非ステロイド性消炎鎮痛薬（ＮＳＡＩＤｓ）などが、症状にもとづいて処方されます。胃への負担を減らす座薬もあります。

外用薬には、塗り薬や貼り薬（湿布薬）があります。

関節内注射には、炎症や痛みを抑えるヒアルロン酸やステロイド剤があります。

またたまった水（関節液）を抜く関節穿刺《せんし》も行われます。

薬物療法は、変形性膝関節症を根本から治す治療ではなく、当面の痛みや炎症を抑える対症療法です。変形性膝関節症を克服するには、薬物療法に生活指導や運動療法を上手に組み合わせて行うことが最も効果的であることは言うまでもありません。

装具療法

装具は膝への負担を軽くして痛みを抑え、膝関節を動きやすくします。痛みがなく膝がスムーズに動けば、生活上の動作の多くが楽になります。

装具には色々なものがありますが、最も手軽なのはサポーターです。膝関節全体をしっかり包み込んで支えると、痛みも抑えられ、スムーズに動けるようにします。

サポーターはドラッグストアなどで入手できる市販のものから、医療機関でオーダーするものまで色々な種類があります。購入する時は、必ず実際に試着してから購入しましょう。手軽といっても価格は、市販のものでも数千円以上と安くはありません。

他に、足底に入れてクッションの役割をするものに足底板があります。ようするに医療用の靴底で、歩く時の衝撃を和らげ、わずかですがO脚を矯正することができます。変形性膝関節症の初期から中期くらいの、変形が進んでいない時期に有効です。

プラスチックや金属の部品で、がっちりと膝を支えるブレースという装具があります。O脚を矯正し、歩行などの動作を助けます。ただつけ外しが面倒で使わなくなる人が多いことや、価格が高いなど人気は今ひとつです。几帳面で積極的に治療に取り組みたい人にはいいかもしれません。

体重を分散させて歩行時の膝の痛みを和らげるものに杖があります。手軽に使え、転倒予防にもなるので、進行状況にもよりますが、1本あるといいでしょう。ただ非常に種類が多いので、選ぶ際に迷います。一見便利そうで、使ってみたらそうでもない構造の杖もあります。専門家のアドバイスや実際に使っている人の話を色々聞いて、実際に使ってみて、自分に合ったものを選ぶといいでしょう。

高齢化で手術増加

ここまで述べた生活指導、運動療法、薬物療法、装具療法などは、関節を現状維持して治療を行う保存療法です。しかし治療が遅れてかなり重症化した変形性膝関節症の場合、保存療法では改善が期待できないこともあります。そうした場合には、手術療法があります。

変形性膝関節症に対して行われる手術に、「関節鏡手術（関節鏡視下郭清術）」「高位脛骨骨切り術」「人工膝関節置換術」などあります。

関節鏡手術

関節の変形が軽度で、痛みの原因が、半月板の損傷や関節の内側を覆う膜（滑膜）の炎症が原因となっている場合に行います。

手術は膝の周囲に2～3箇所穴を空けて、関節鏡（内視鏡）を関節内に入れ、モニターで見ながら、軟骨のかけらや半月板、炎症性の滑膜を部分的に切除します。切開したり、大きな骨を切ったりせず、痛みと炎症を起こしている部分だけを取り除くので、患者の負担も少なく、回復も早い手術です。

高位脛骨骨切り術

すねの骨（脛骨）の一部を切りとってO脚を矯正することで、膝の内側に集中していた体重の負担のバランスをとる手術です。

骨を切るので回復には時間がかかりますが、患者自身の膝関節を温存できるというメリットがあります。傷が治ればリハビリをしっかり行って、スポーツすることも可能です。

人工膝軟骨置換術

病状の進行で膝関節が大きく変形し、痛みが強く歩行が困難になったような場合に行います。

痛みの原因になっている関節の表面を切除し、人工関節に置き換える手術です。

膝関節全体を置き換える「全置換術」と、部分的に置き換える「片側置換術」があります。

術後は膝の可動域が狭くなるため、スポーツや正座は難しくなります。また人工関節が緩んでくることもあり、再手術が必要になる場合もあります。

人工膝関節置換術は、30年ほど前から行われている治療法です。最近では年間7万人もの人がこの手術を受けており、特殊な治療法とは言えなくなりました。手術を受ける人の平均年齢は73歳です。日本人の高齢化が、変形性膝関節症の患者増加につながり、手術を受ける人の増加につながっていると言えるでしょう。

ただしこの手術は、変形性膝関節症の治療としては最終手段になります。

手術の技術は進歩しており、人工膝関節に使われる素材も進歩し、より人間の生体成分に近いものになっています。

とはいっても人工物には変わりありませんので、生きている体の成分と同じというわけにはいきません。前述のように、健康な体と同じような動作はできなくなります。さらに感染症の危険性が高くなるなど、デメリットも少なからずあるのです。

こうした方法の前にもっとできることがあり、もっと早く、上手に治療を行っていれば、手術を回避できる可能性が高いということができます。誰もが、手術などせずに自分の足と膝で一生歩きたいものです。

どんな病気も同じですが、変形性膝関節症も早期発見・早期治療が最良であることに違いありません。

変形性膝関節症のカギを握る物質

近年、軟骨の成分で、変形性膝関節症のカギを握るとして注目されている物質があります。それがプロテオグリカン。最近では、関節と言えばプロテオグリカンというくらいセットで耳にするようになってきました。

本書第3章で詳しくご紹介しますが、プロテオグリカンは、軟骨の成分の中で

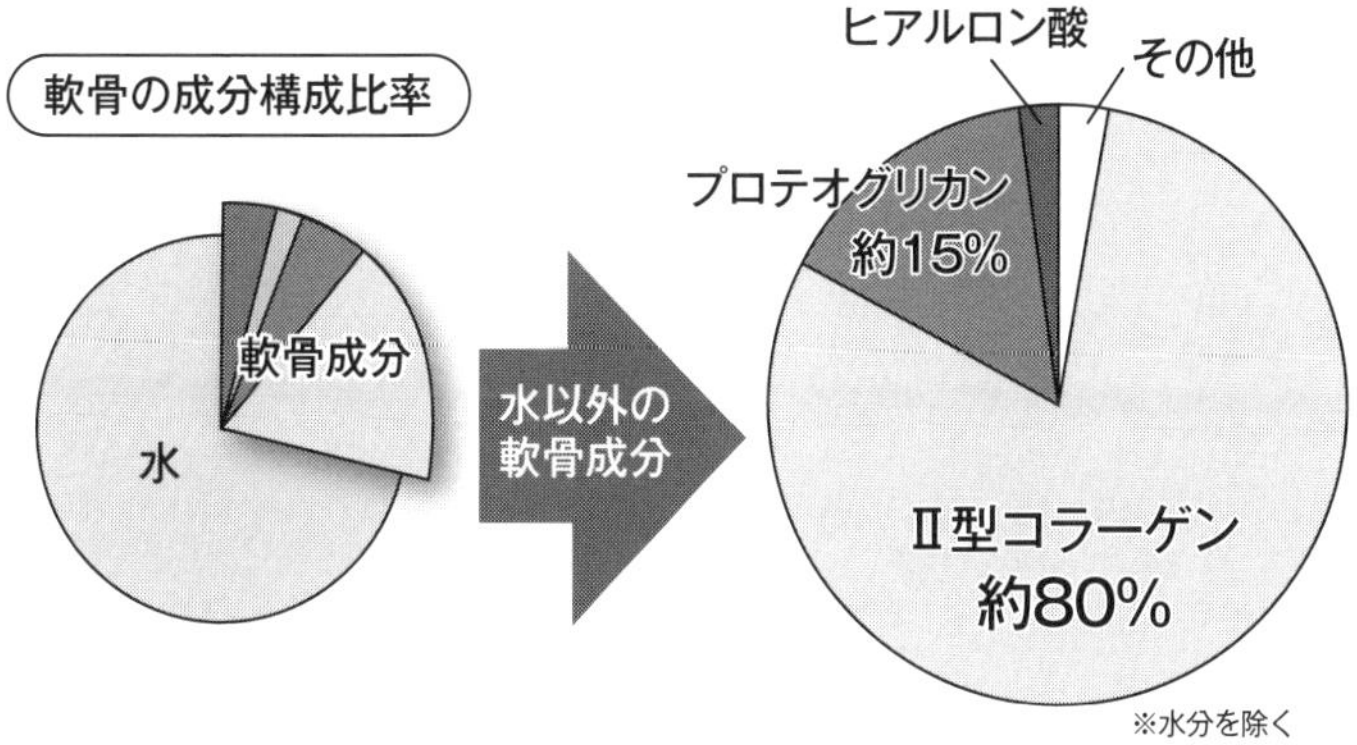

はコラーゲンに次いで多く、3%～5%含まれています。軟骨の6割～7割は水分なので、それを除けば、主要成分の15%を占めています。

近年この物質の研究が進み、プロテオグリカンは、その役割を考えれば膝軟骨の最も重要な成分であると言ってもよいようです。特に変形性膝関節症の発症や進行には、プロテオグリカンの減少が大きく関わっていることがわかってきました。

後述しますが、最新のMRI画像で膝関節を撮影すると、膝軟骨のプロテオグリカンがカラー画像で鮮やかに浮かび上がります。

変形性膝関節症が進行して膝の痛みを強く感じている人はプロテオグリカンが減少しており、膝関節が健康な状態である人は、プロテオグリカンが充分にあることがわかってきました。

ただプロテオグリカンが減っていても、それで悲観することはありません。この物質は、減ってしまったらそれでおしまいではなく、増やすことが可能です。年を取っていても、運動が難しくても、増やすコツがあるのです。さらに最近の研究では、プロテオグリカンは口から摂取しても、膝関節で増えることがわかってきました。

多くの人は、膝に痛みがあると「年だから当たり前」「悪化しないように気をつけていくほかない」と思い込んでいます。しかしそうではないのです。

プロテオグリカンは、様々な工夫によって増やすことが可能です。生活習慣、特に運動による効果が大きく、変形性膝関節症の予防、改善につなげることができます。また最近は、効果的なサプリメントもあるようです。

ぜひプロテオグリカンがどんなものであるかを知り、ご自身の膝関節の健康に役立てていただきたいと思います。

股関節・骨格の全体図　　左股関節の拡大図

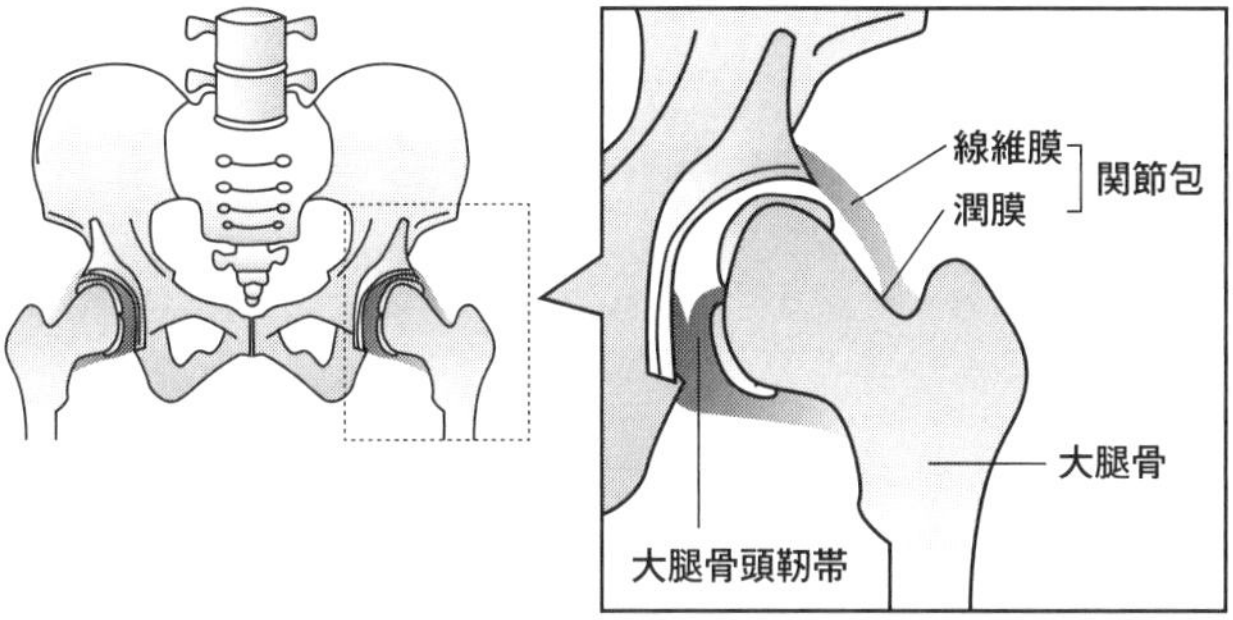

その他の関節痛～変形性股関節症

股関節も変形性膝関節症同様に、痛みを感じ、炎症が起きやすい部位です。

股関節といっても、一般に、どこが股関節なのかよくわからない、痛みや違和感を感じても、それがどこか、よくわからないという人も多いと思います。

股関節は、左右対称のうちわのような骨盤と太ももの骨（大腿骨）を接続する部分。太ももの付け根の関節部分です。骨盤側には臼《きゅう》蓋《がい》というくぼみがあって、ここに大腿骨の丸いはじっこがスッポリ入り込み、前後左右に動くような構造になっています。

この大腿骨と臼蓋《きゅうがい》の軟骨がすり減って、炎症を起こしたり骨が変形したりすることで引き起こされるのが変形性股関節症です。

変形性膝関節症などと違い、それほど耳にすることがない病名かもしれませんが、患者数は日本全体で５００万人〜６００万人。決して少なくはありません。

原因と症状、治療法

変形性股関節症の症状は、やはり足の付け根の痛みや違和感です。特に立ち上がりや歩き始めの時に起こります。ただその周囲に痛みが及び、お尻や太もも、膝の痛みと混同することがあります。

この病気の特徴として、痛み以外に、歩く時体が左右に揺れる人が多いことから、周囲の人が気づくことがあります。他にあぐらをかきにくくなった、足の爪切りがやりにくくなったといった変化、特徴があります。

変形性股関節症も、変形性膝関節症と同様、女性に多い病気です。原因は、生来の股関節の形成不全にあることが多く、若い時は筋力があるので不自由なく暮らしていても、加齢によって筋肉が衰えたり、肥満によって関節の負担が増えたりすると、股関節の軟骨がすり減ってきます。それにより股関節の滑膜に炎症が起こり、痛みや違和感などが現れてきます。

治療としては、痛みや違和感があまり強くなく、生活に支障がないようであれば、痛みが強く出る活動や姿勢を続けないようにすること。また肥満を解消する食事療法や、筋肉をつける運動療法が効果的です。

痛みが強いようであれば医療機関で痛み止めを処方してもらい、リハビリテーションなどの指導や治療を受けます。

軟骨成分プロテオグリカンの有用性

既に述べたように、軟骨は、水分を除くとほぼコラーゲンとプロテオグリカンでできています。股関節の軟骨においても膝軟骨と同様です。

変形性股関節症になると軟骨がすり減り、その構成成分であるプロテオグリカンも減少していきます。すると軟膏はさらに弱くなり、本来のクッションのような働きが失われていきます。股関節の滑膜は炎症を起こし、炎症性サイトカインの増加でさらに軟骨は減っていくという悪循環に陥ります。

股関節の場合、変形性膝関節症に比べるといつ発症したのかがはっきりせず、悪化するまで気づかない、目立たない病気ですが、軟骨が減るにつれて痛みもひどくなり、足の動きや体の動作にも支障が起きるようになります。

治療法も、最終的には変形性膝関節症同様、手術になってしまいます。

やはり股関節の異常に早く気づき、1日でも早く治療につなげることが、股関節の健康を維持するためには重要です。

プロテオグリカンが股関節の痛み・炎症を抑える可能性

変形性膝関節症の項でも述べたように、変形性股関節症においても炎症や痛みは、軟骨のすり減りからくると考えられます。その炎症や痛みを抑え、股関節の正常な働きをとりもどすには、やはりプロテオグリカンがカギになります。

この物質は、膝関節同様、年を取るにつれて少しずつ減っていきます。もともと股関節に不具合がある人が多いのですが、若い頃には筋力などで支えられ、あまり異常を感じない人が多いようです。

それが痛みや違和感となって表れるのは、やはり加齢のためだと言えるでしょう。

単純な経年劣化だけでなく、加齢による筋肉の衰え、あるいは肥満が重なると、股関節への負担が大きくなります。

ただし変形性股関節症の場合も、年を取ったからと言ってあきらめる必要はありません。プロテオグリカンは、運動や生活習慣によって増やすことができます。

第2章に紹介する簡単な運動や生活習慣の見直しで、負担を減らし、症状を緩和することが可能です。

また口から摂取できるプロテオグリカンがあるので、それを加えることでさらに効果が期待できます。

変形性膝関節症以外の膝痛・関節リウマチ

膝の痛みを引き起こす病気は変形性膝関節症だけではありません。加齢や肥満には直接関係のない関節リウマチという病気でも、膝痛が起こります。

関節リウマチは、膝だけでなく全身の関節に炎症が起こり、痛みやこわばり、発熱などが起こり、それが全身に広がって、やがて関節が変形してしまう病気です。

原因は、自分の体を病気から守るシステムである免疫が異常をきたし、健康な自分の体の関節を攻撃してしまうことです。このような病気を自己免疫疾患といいますが、発症は男性より女性に多いのが特徴です。

自己免疫疾患は他にも全身性エリテマトーデスやシェーングレン症候群、多発性筋炎などたくさんあります。多くが難病指定になっている治療の難しい病気です。

関節リウマチでは、関節を被う滑膜に炎症が起こります。そこは変形性膝関節症と同じです。関節リウマチにおいて免疫システムが攻撃対象とするのは、関節を包む膜である関節包の内側の滑膜という組織です。変形性膝関節症においても炎症を起こすのは滑膜ですので、患部の中心となるのは同じということになります。

変形性膝関節症と違うのは、関節リウマチの場合、炎症が進むと滑膜が増殖し、関節軟骨や骨にまで達すること。病気は全身に及ぶことです。進行すると関節軟骨が完全に破壊され、骨どうしがくっついて関節が動かなくなることもあります。

ただ近年は治療法が進歩し、強力な薬があるため、昔のように大きく関節が変形してしまうほど進行する人は減少しました。

関節リウマチの免疫システムを正常化するプロテグリカンの可能性

プロテオグリカンは、炎症や痛みの抑制など様々な薬理作用が認められていますが、その中で特にユニークなのが免疫機能に対する働きです。特に炎症を起こす免疫細胞の働きを抑制することがわかってきました。

自己免疫疾患である関節リウマチは、免疫細胞の過剰な働きによって起きています。いわば免疫システムの暴走と言っていいでしょう。

関節リウマチをコントロールし、改善するためには免疫システムにアプローチし、バランスを整える必要があります。プロテオグリカンにはその可能性が示唆されています。

第3章で、弘前大学で行われたマウスの実験が紹介されています。関節リウマチを発症するようにプログラムされたマウスにプロテオグリカンを投与すると、免疫システムのバランスを整えて、炎症を抑えることが確かめられたのです。

またプロテグリカンは、もともと膝軟骨の成分そのものです。栄養成分として吸収されても異常な反応や副作用を起こすとは考えにくい物質です。傷んだ軟骨を健康な状態に戻し、正常な働きを回復させることが期待できます。

腰痛や椎間板ヘルニア、脊柱管狭窄症《せきちゅうかんきょうさくしょう》などにも有効か？

プロテオグリカンは、以前から高級な美容素材として知られていました。今でもプロテオグリカン配合の化粧品はたくさんありますし、特にエイジングケアを強調した化粧品が増えています。テレビや雑誌、インターネットでは、お肌のハリを取り戻すプロテオグリカンの美容ドリンクの広告を見ない日はないほどです。

　本書では、軟骨成分としてのプロテオグリカンについて述べていますが、この物質が存在するのは軟骨だけではありません。全身の骨や筋肉、内臓、そして皮膚などあらゆる組織にくまなく存在します。特に多いのが軟骨（水分を除けば15％）であることから、〝軟骨成分〟と言われているわけです。

以前から「プロテオグリカンは腰痛や椎間板ヘルニアにも効くのではないか。軟骨は全身の関節にあるのだから」という説があります。確かに理屈から言って、軟骨を原因とする痛みに対しては、有効性が期待できると思います。

例えば椎間板ヘルニアは、背骨の椎骨と椎骨の間の軟骨（椎間板）の変形で起こります。椎間板は、椎骨と椎骨の間のクッションのような働きをしていますが、これが変形して一部が飛び出し、近くにある神経を刺激することで痛みが起きているのです。

もし椎間板（軟骨）のプロテオグリカンが正常な状態になって、椎間板（軟骨）がもとの状態に戻れば、痛みはなくなると考えられます。

あるいは腰痛。こちらは痛みの原因が何であるかによるため、プロテオグリカンが有効かどうかは一概に言えません。

ただ腰痛の中には、やはり椎間板（軟骨）のズレが原因の場合が多いようです。たとえば脊柱管狭窄症《せきちゅうかんきょうさくしょう》では、腰椎の骨や椎間板がずれて神経が走っている管を圧迫して発症します。軟骨を正常な状態にするプロテオグリカンは、椎間板を正常な状態に戻し、腰痛を改善する可能性があると考えられます。

第2章

渡辺式改善メソッドで膝痛が消える

膝痛になる人、ならない人の違いはプロテオグリカン

変形性膝関節症は、加齢や肥満、膝に負担をかけるような生活習慣、体質の遺伝といったいくつかの原因が複合的に合わさって起こります。

ただこうした条件が合わさった場合でも、全ての人が変形性膝関節症になるわけではありません。例えば同じような年齢、同じような生活、同じような体形であっても、変形性膝関節症になる人とならない人がいます。

最近の研究で、変形性膝関節症になる人とならない人の違いに、膝関節の軟骨成分であるプロテオグリカンが深く関わっていることがわかってきました。この物質が少ない人は、それほどの年でなくても変形性膝関節症になりやすく、たっぷりある人は年をとっても変形性膝関節症にはなりにくいようです。

こうしたことがわかったのは、最新のＭＲＩ画像で膝関節のプロテオグリカンを見ることができるようになったためです。

ここで最先端のＭＲＩ画像診断でとらえられた、膝関節軟骨のプロテオグリカ

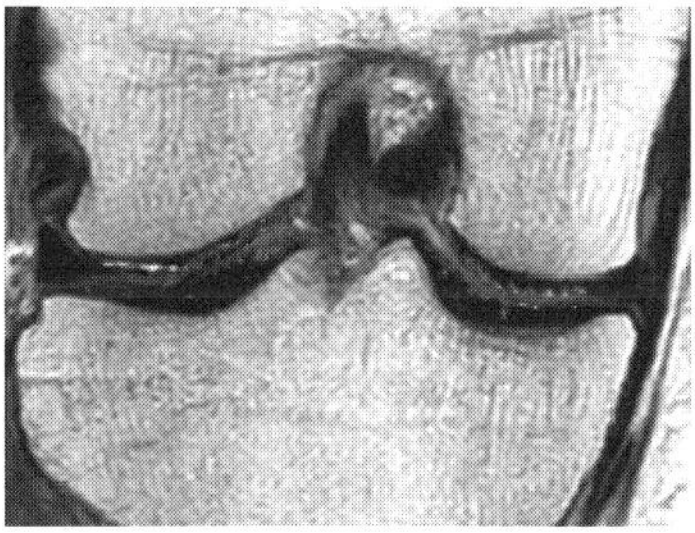

膝痛のない人

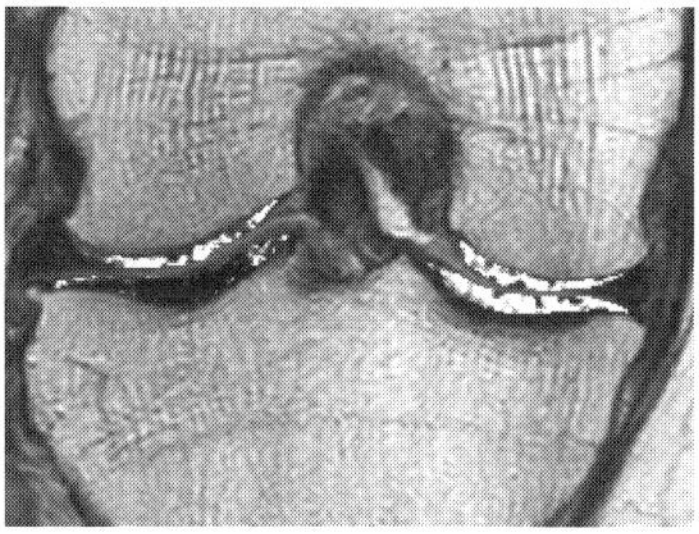

膝痛のある人

※画像は膝を前から見たところ

ンの画像をご紹介しましょう。

右が膝痛のある人のMRI画像、左が健康な人の膝のMRI画像です。膝痛のある人は（カラー画像では）赤色や黄色の領域が多く、プロテオグリカンを表す青い領域は少なくなっています。

※本書カバーにカラー写真を掲載。

健康な人の膝では、プロテオグリカン（青い領域）が多く、赤や黄色はほとんど見られません。膝痛のある人は、健康な人に比べて、プロテオグリカンの量が少ないことが確認できます。

こうした画像診断、検査技術の進歩によって、変形性膝関節症の軟骨の状態を、精細に確認できるようになりました。

最先端のＭＲＩは軟骨成分の質的変化をとらえる

一般的な画像診断、例えばレントゲンでは、〝軟骨のすり減り〟は、関節の隙間がどれくらい空いているかで判断します。実際に軟骨の状態まではよくわかりません。そのため本人の痛みなどの自覚症状と診断とが一致しない場合があります。「ひどい痛みで受診したのに異常なしと言われた」という状況がそれです。

しかしＭＲＩでは、軟骨部分が精細に映し出されるので、レントゲンではわからないすり減り具合、わずかな傷や損傷、内部の状態、さらに半月板や靭帯の状態などがよくわかります。前章でも述べた通り、半月板や靭帯はレントゲンには映りません。

半月板や靭帯も、加齢や生活習慣などで傷つき、傷んでいる場合があります。さらに最新のＭＲＩでは、従来のＭＲＩでわかる関節組織の形態や状態だけでなく、質的な変化も捉えることができます。

プロテオグリカンを例にとると、プロテオグリカンの青い色が濃くなるとプロテオグリカンの濃度が上がり、青い色が薄くなると濃度が下がっていることがわかります。画像における面積、体積だけでなく濃度を把握することで、プロテオグリカンの質を含めた量がわかるというわけです。

変形性膝関節症は予防・改善できる

プロテオグリカンの画像診断の良い点は、まず変形性膝関節症の重症度が視覚的に把握できることです。軟骨がどの程度減っているのか。靭帯や半月板がどうなっているのかがわかります。従って、患者の痛みや不具合の原因が、よりはっきりと把握できます。

さらに大きな特長は、変形性膝関節症の早期発見が可能になったこと。現在は特に症状がなくても、将来膝痛が起こる可能性がある人がわかるようになったことが挙げられます。変形性膝関節症の予想が可能になったのです。

この検査を行っている東千葉メディカルセンターでは、検査には健康保険が適用され、３割負担であれば４０００円〜６０００円くらいです。所要時間は30〜40分と、一般的なＭＲＩ検査とほとんど変わりません。

ただこうした検査を行っている医療機関は、まだ少ないのが現状です。将来、こうした検査が、日本中どこでも受けられるようになれば、変形性膝関節症に苦しむ人が、今よりずっと少なくなることは間違いないでしょう。早期発見、あるいは予想ができれば、確実な予防につながります。

ただ、プロテオグリカンが少ないとしても悲観することはありません。この物質は、毎日の生活の中で、ちょっとした運動を行うことで増やすこともできるからです。

プロテオグリカンを増やすことができれば、今現在、変形性膝関節症であっても、膝の痛みが軽くなりますし、健康で正常な膝を取り戻すことも不可能ではありません。

膝を動かさないとプロテオグリカンは減少する

膝に痛みがある時、誰もが膝を使いたくないと思います。痛いのは誰でもいやなのでなるべく動かない、膝に力を入れないようにしがちです。なるべく膝を使わないようにそ～っと歩いたり、家具や手すりにつかまって、膝に全体重が載らないように動いたりするようになります。

ところが膝に負担をかけないようにしてばかりいると、プロテオグリカンはむしろ減ってしまうのです。

膝を動かさない生活を続けていると、膝の周りの血流が悪くなります。すると膝関節を包んでいる関節包内部の関節液の新陳代謝が悪くなっていきます。

プロテオグリカンは、たっぷり水分を蓄えることで軟骨の弾力を維持しています。そして関節の曲げ伸ばしでそれを排出し、再び水分を吸収しています。まるでスポンジのように水分を蓄えたり排出したりしているわけです。

ではどこからその水分を得ているのでしょうか。それは、膝関節を包み込む関節包の中を満たしている関節液です。

関節液は、液体であることから関節の潤滑剤であると同時に、軟骨の水分と栄養の補給源でもあります。軟骨の何が関節液から水分と栄養を吸い上げているのかと言えば、それがプロテオグリカンなのです。

関節液の新陳代謝が悪くなると、プロテオグリカンの働きがなくなり、保水力と同時にプロテオグリカンそのものも減少してしまいます。

また軟骨は軟骨細胞でできており、細胞が生きていくためには栄養と酸素が必要です。ところが軟骨には血管も神経もありません。その代わりをはたしているのも関節液です。

関節液が軟骨にしみ込んで軟骨細胞に届けられるためには、関節を動かす運動が必要です。関節が動かなければ関節液は軟骨細胞に届かず、軟骨細胞は死んでしまいます。

プロテオグリカンにとっての関節液も同様です。関節全てにとって運動が重要な理由はそこにあるわけです。

プロテオグリカンを増やす渡辺式改善メソッド

膝軟骨のプロテオグリカンを増やす運動は、決してハードなものではありません。多少膝に痛みがあっても、基本的には、その運動によって痛みが増すことのない程度の軽いものです。この運動を発案し、多くの変形性膝関節症の患者に広めているのは千葉大学医学部大学院特任教授である渡辺淳也《わたなべあつや》博士。整形外科の医師であり、最新のMRIによってプロテオグリカンをカラー画像でとらえる画像診断プログラムを開発した研究者です。また本書の監修者でもあります。

渡辺博士は、以前から、変形性膝関節症の患者さんが、どうしたらその人にとって最適な運動ができるかを考えていました。単に「運動してください」だけでは、やり方がわからなくて結局やらない。あるいはしゃかりきになって頑張りすぎ、膝を傷めてしまう場合があるためです。

プロテオグリカンを増やすには、汗をかいて疲労困憊するような運動はふさわしくありません。膝に軽い刺激が伝わる程度のゆったりした動きが重要です。

ただし前述のように、膝関節を動かさないのはよくありません、ストレッチなどで膝の筋肉や靭帯をゆっくり動かし、柔軟性を取り戻すための動きは必要です。その場合は多少痛みがあっても大丈夫です。そこで考案したのが渡辺式膝痛改善メソッド。「ソフト屈伸」と「小分け歩き」の2つです。

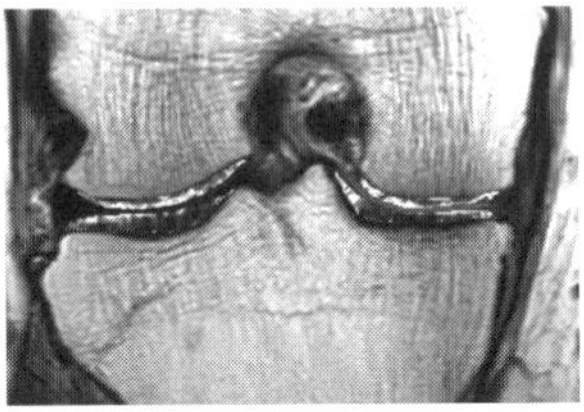

治療前

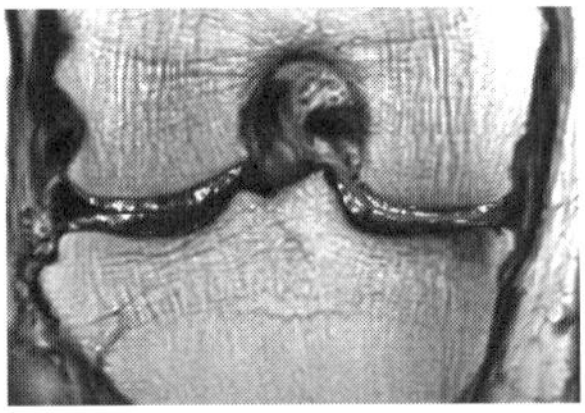

3ヶ月後

変形性膝関節症の患者さん（70歳代・女性）のMRIマッピング画像（膝を前から見たところ）。ソフト屈伸と小分け歩きを3ヶ月続けることで、プロテオグリカンの増加が認められる。
※本書カバーにカラー写真を掲載

軟骨細胞がよみがえる。プロテオグリカンが産生される

まず「ソフト屈伸」では、膝軟骨が適度に刺激され、軟骨細胞によるプロテオ

グリカンの産生が活発になります。無理のない膝の曲げ伸ばしによって血流がよくなり、関節液の新陳代謝も盛んになります。

「小分け歩き」とは、変形性膝関節症の人にとって効果的なウォーキングを、数回に小分けにして行うものです。

「歩いてください」というと、がんばり屋の人は何キロも歩いてしまう。膝が痛いのに我慢して歩いてしまう。これでは膝にとっては逆効果です。そこでウォーキングを小分けにして、負担がかからないようにしたのが「小分け歩き」です。「ソフト屈伸」同様、プロテオグリカンの産生を活発にするだけでなく、肥満の解消や、膝を支える太ももの筋肉を強くすることにもつながります。

どちらも膝痛のレベルによって難易度を3段階に分けてあります。基本レベル、痛みの強い人レベル、予備軍予防レベルの3つです。

この3段階はあくまで目安ですので、実際にやってみて、自分にあった運動を選んで行いましょう。無理はしないで、けれども継続することが大切です。

渡辺式ソフト屈伸

膝の曲げ伸ばしで膝関節に刺激を与え、膝を支える足の筋肉を鍛えます。痛みが出ない程度に行います。

▼▼▼基本レベル

（対象）変形性膝関節症の初期。膝を真っすぐにしづらかったり、曲げ伸ばしの時、少しひっかかりを感じる。膝に大きな負荷がかかった時に痛みを感じる人。

①足は肩幅に広げ、背すじを伸ばしてまっすぐ立つ。両手は自然に下ろす。

②膝を軽く曲げてすぐ伸ばす。腰を少し落とす感じ。これを10回繰り返す。1日に何回やってもよい。

※注意　足を曲げる時、痛みを感じるほど深く曲げない。膝を曲げる角度が直角以上にならないように。背筋を曲げない。両足の先は平行してまっすぐ前に向け、膝もまっすぐ前。がに股、内股になると膝に負担になるので、足先、膝の向きに注意する。

①

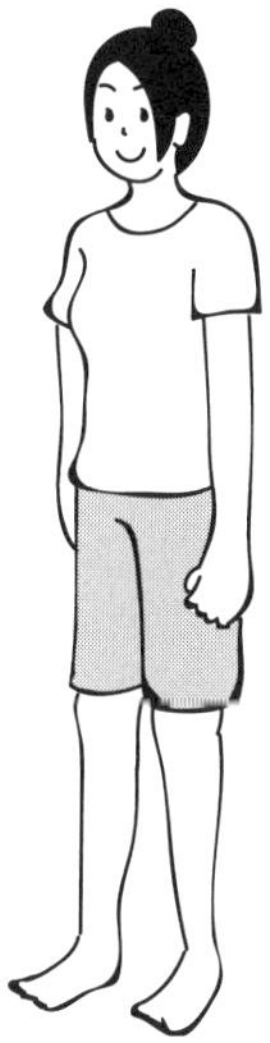

②

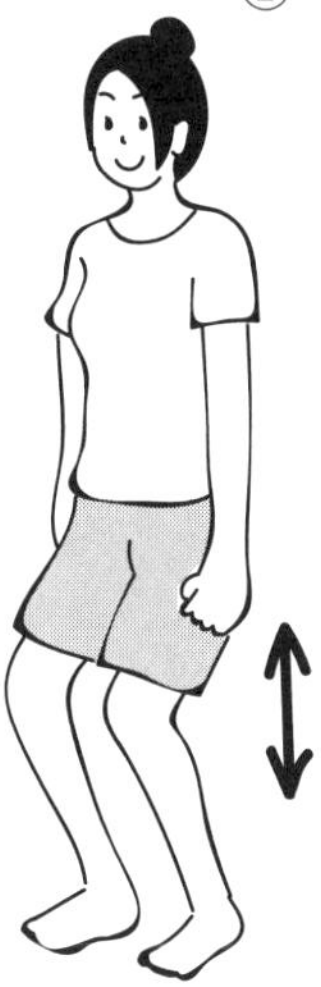

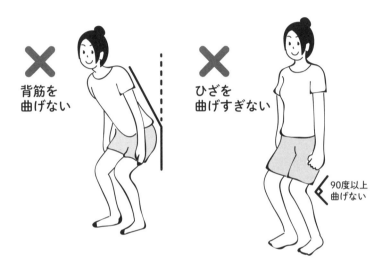

がに股や内股にならないように

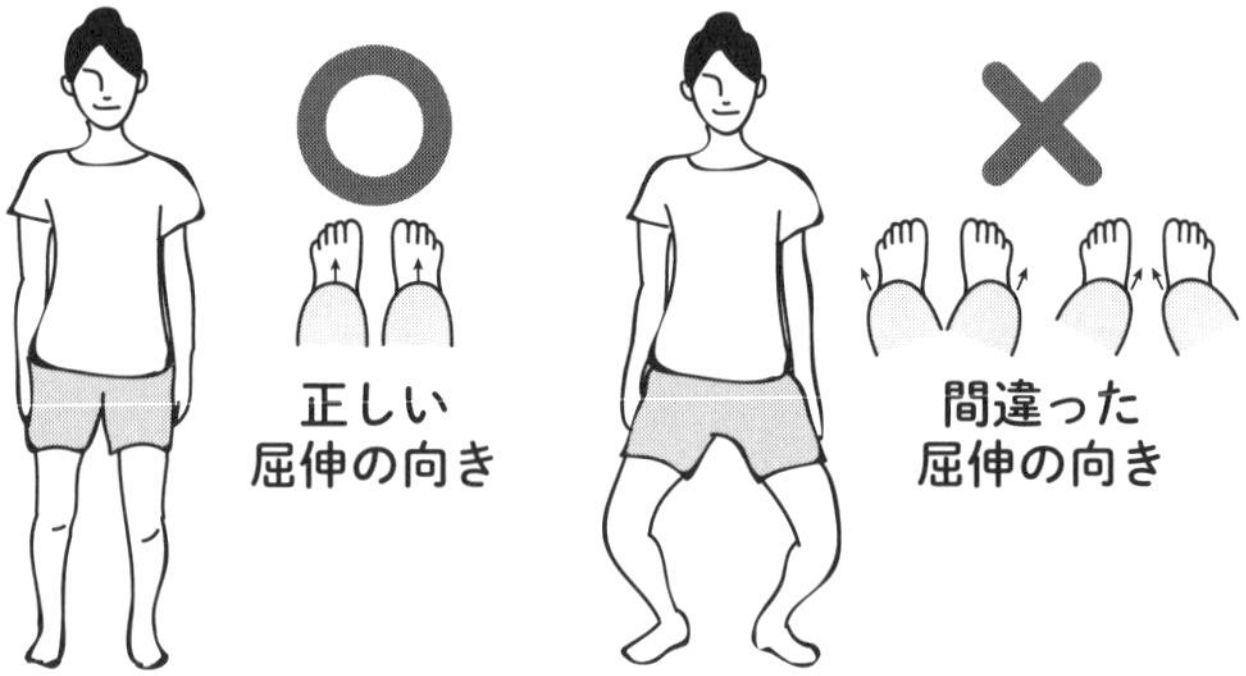

▼▼▼痛みの強い人レベル

（対象）変形性膝関節症の中期、後期に当たる人。関節軟骨がすり減って変形、さらにすり減るという進行した状態。軟骨がなくなって水がたまっている人も。膝をねじる、しゃがむ、しゃがんだ状態から立ち上がる、正座する、階段の上り下りなどの時に痛みを感じる人。

①椅子に浅く腰かけて背筋を伸ばす。背もたれには寄りかからない。両足は少し開き、足裏は床につける。

②右膝を軽く持ち上げ、ブラブラさせる。10回ほど揺らす。次に左膝を軽く持ち上げ、右膝同様10回ほどブラブラさせる。

※注意　屈伸する時、膝に負担がかかるので、あまり膝を高く上げないこと。

①

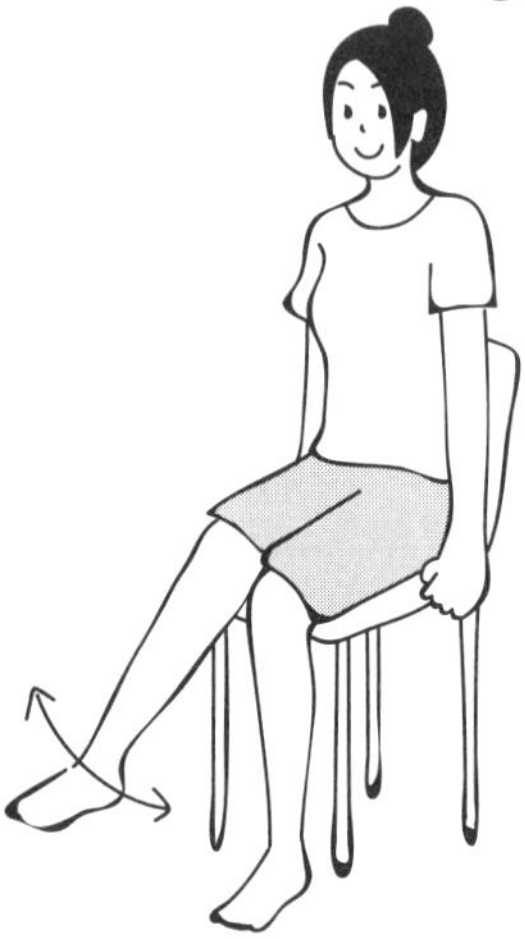

②

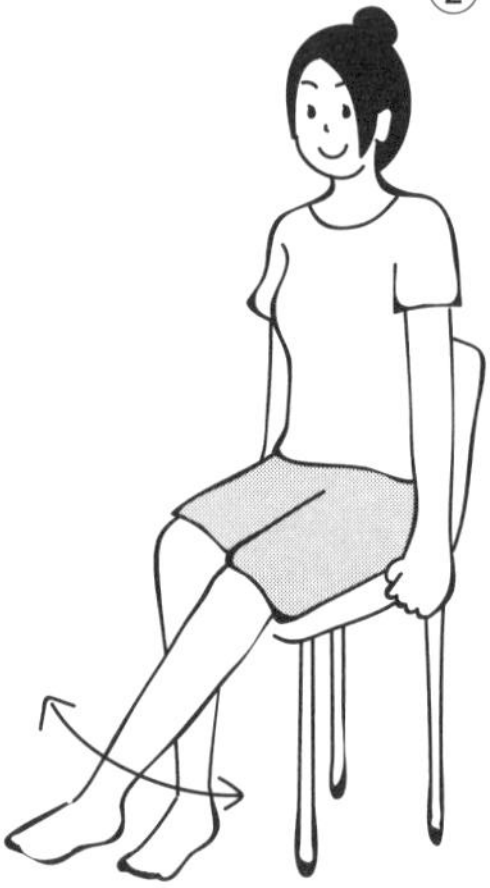

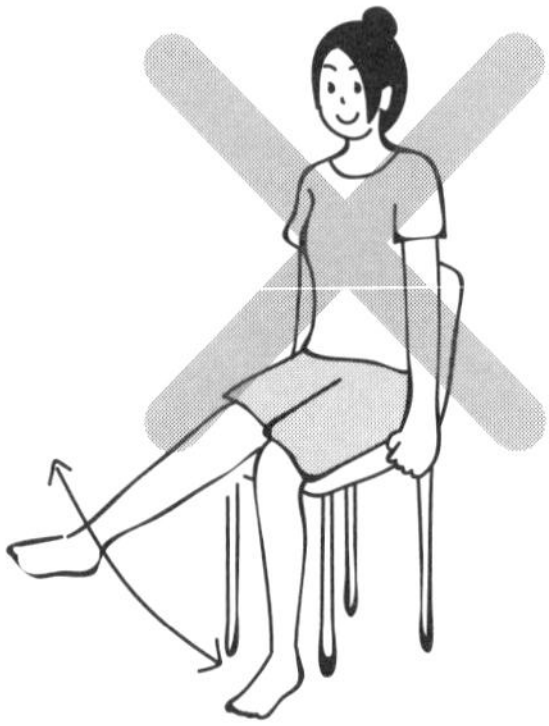

膝痛予備軍、予防レベル

（対象）変形性膝関節症と診断はされておらず、膝に痛みを感じるほどではない。動き始めに違和感を感じる。多少こわばりや引っかかりを感じる。将来、変形性膝関節症になる可能性があり不安な人。

①イスにつかまって立つ。イスの足から少し離れた所に立つ。いすが動いてしまう場合は誰かに座ってもらうか机や壁でもよい。

②自然に呼吸をしながら、膝を上下に曲げ伸ばし（屈伸）する。屈伸10回を目安にする。筋力があれば回数を増やしてもよい。

※注意　膝を曲げ過ぎると負荷が大きくなるので、90度以上に曲げない。イスから離れ過ぎるとふくらはぎだけに負荷がかかってしまう。大腿四頭筋の筋力アップが目的なので、イスとの距離は15～20㎝。背中を丸めない。

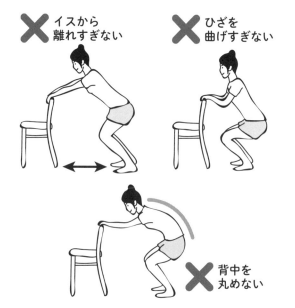

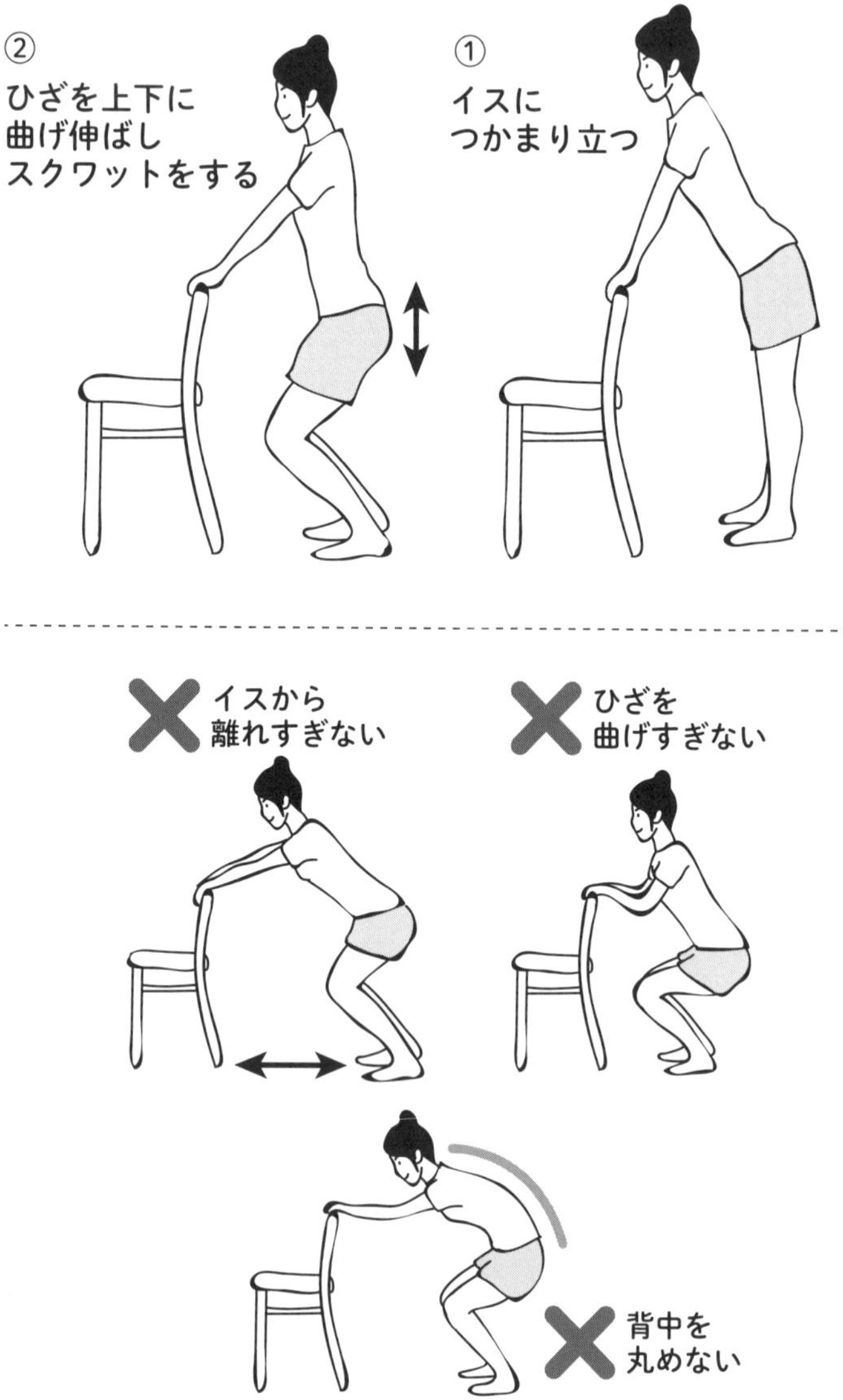
①
イスに
つかまり立つ
②
ひざを上下に
曲げ伸ばし
スクワットをする
イスから
離れすぎない
ひざを
曲げすぎない
背中を
丸めない

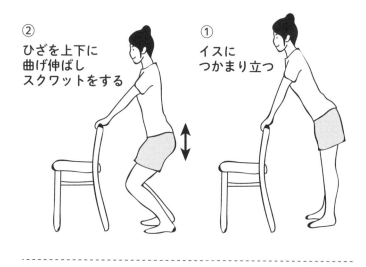

いつでもどこでも渡辺式（ながら）ソフト屈伸

渡辺式ソフト屈伸は、時間を決めて「さあ、やろう」とがんばらなくても、ふだんの生活の中で、いつでもどこでも行うことができます。

たとえばお料理をする時、お湯がわくまで、お皿をふきながら、「1、2、3、4…」と10数えながら行えます。

仕事中でも可能です。仕事はデスクワークが主、という人は、日中、ずっと同じ姿勢でいることが多いと思います。これが膝関節にはよくありません。仕事をしながら、机の下で膝を曲げ伸ばししてみます。

〝貧乏ゆすり〟もおすすめです。家でリラックスしてテレビを観ている時。イスに座って足をブラブラさせてみましょう。

渡辺式小分け歩き

1回10分のウォーキングを1日3回行う。合計30分。プロテオグリカンを増やし、膝を支える太ももの筋肉を強化する。肥満解消にも有効。

▼▼▼基本レベル

「太ももをしっかり上げ」「できるだけ大股で歩く」。気をつけるのはそれだけ。1回10分を、例えば朝、昼、晩と3回行う。全身を使いたいので腕もしっかりふる。しばらく続けて膝に痛みが出なければ1回15分×2回にする。15分×2回に慣れたら1回30分にしてみる。必ず膝の状態を確認し、痛みがない、体力的に問題ないのであれば40分、50分と長くしてもよい。

太ももを上げ過ぎると、下ろした時に膝に衝撃が加わるので、足を上げた時の膝の角度は直角まで。

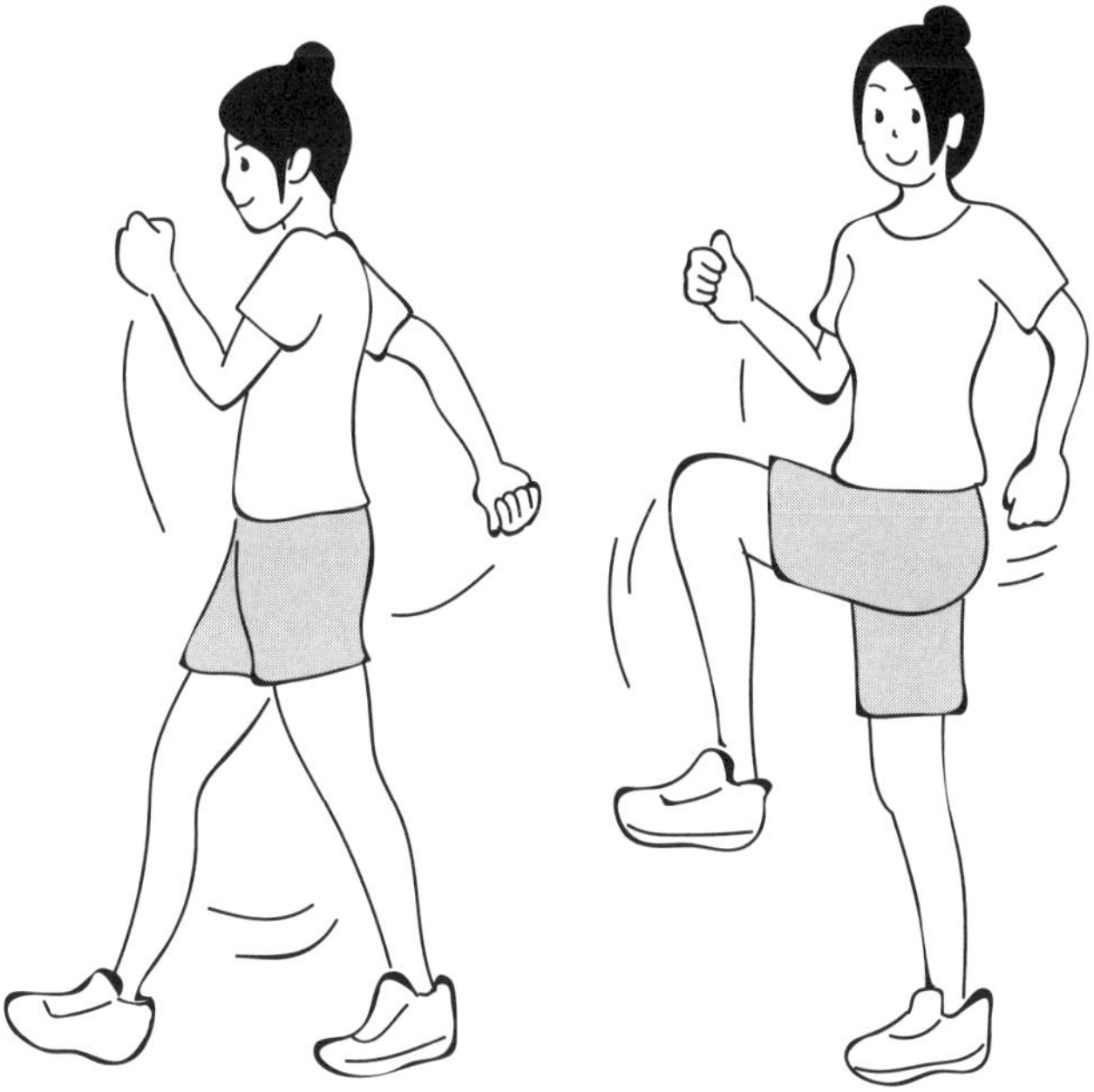

▼▼▼痛みの強い人レベル

水中ウォーキングがおすすめ。水の中は浮力があるので体重が6分の1になり、膝への負荷がだんぜん軽くなる。また水の抵抗があるため筋肉を鍛えられ、水圧によって血管が収縮するので血液循環はよくなるなどメリットが多い。

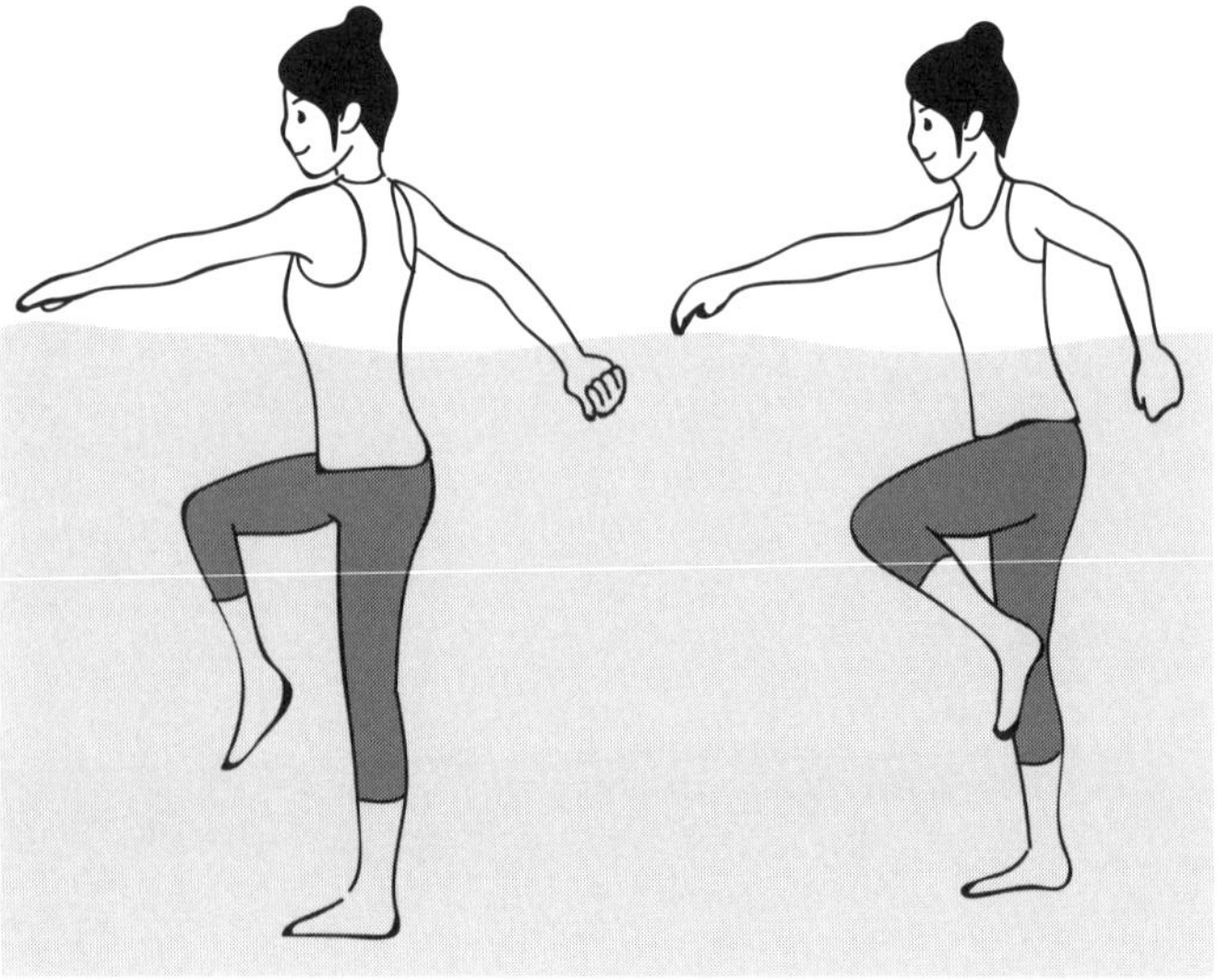

▼▼▼膝痛予備軍予防レベル

「小分け歩き」をより負荷の強い効果的なものにするには、平坦な道より上り坂。同じ10分でも負荷がより強くなる。10分歩き続けられる長い上り坂がなければ、平地と組み合わせて行う。コツは登る時、少し前傾姿勢で行うこと。

注意点は下り坂。下りは上りより膝への負担が大きくなる。下りは前傾姿勢になるので、体重移動に注意する。前に伸ばした足に、勢いよく体重を載せないようにする。

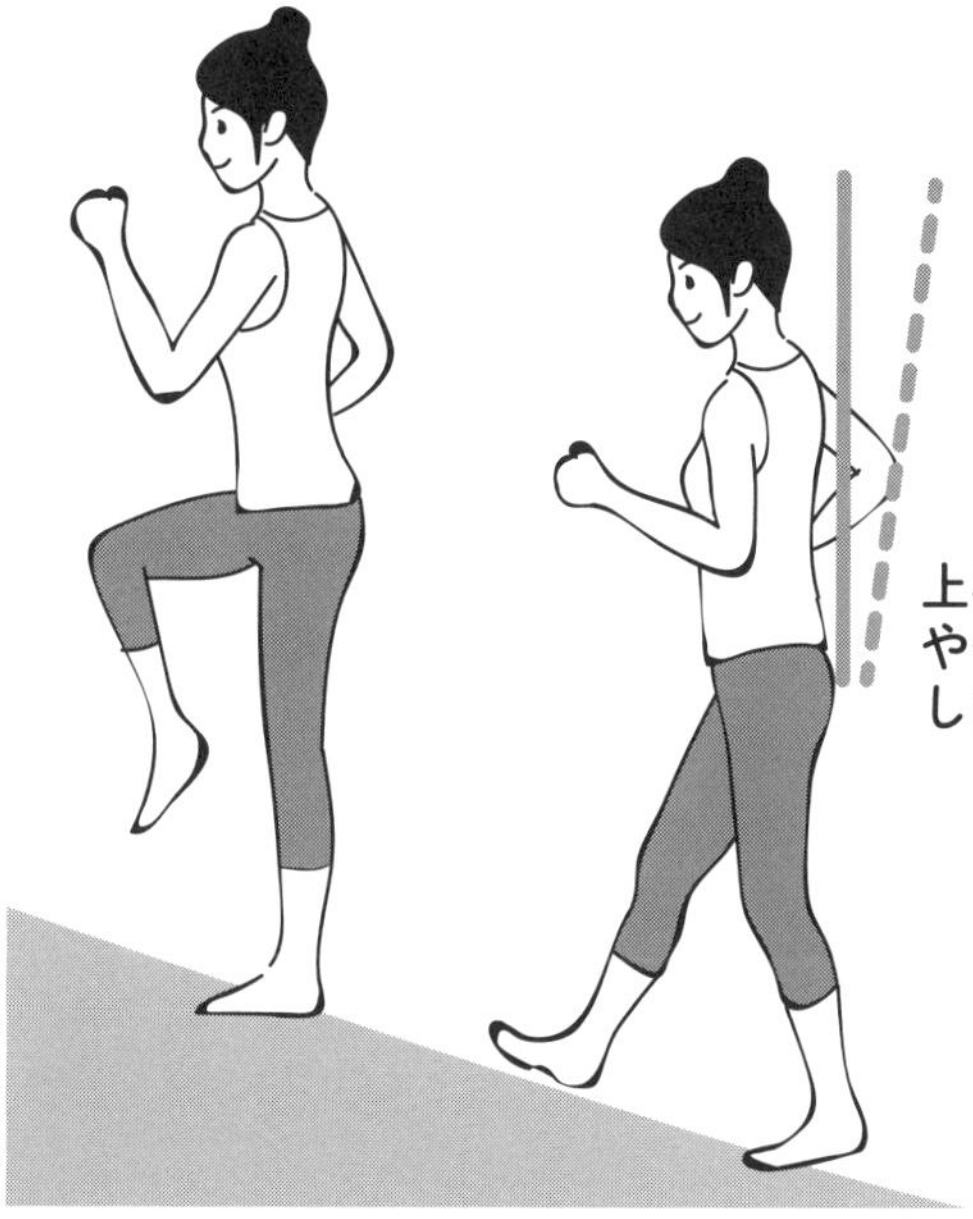

これまでの一般的な治療、例えば飲み薬やヒアルロン酸の注射では改善しなかった症状が、今ご紹介したような運動療法で改善されることになります。

実際に、「渡辺式ソフト屈伸」「渡辺式小分け歩き」を行って、膝の痛みが軽くなった人、以前通りに活動できるようになった人もたくさんいます。まさに画期的であり、この病気で苦しんでいる多くの患者にとって朗報だと言えるでしょう。

プロテオグリカン摂取で軟骨成分に変化と改善

プロテオグリカンを増やす方法は運動療法だけではありません。これまでの研究で、プロテオグリカンを直接、経口摂取することでも、軟骨のプロテオグリカンを増やせることがわかってきました。

経口摂取したプロテグリカンが、そのまま膝軟骨に到達して膝のプロテオグリカンになるわけではないと思います。腸管から分解、吸収されて微細なアミノ酸になっても、プロテオグリカンとして再合成される成分が増える可能性が大きくなります。消化吸収、再合成のどこかで、膝軟骨にプラスの影響を与えているのは間違いありません。

プロテオグリカンを摂取することで膝軟骨がどのように変化するかを、前述した最新のMRI画像診断で撮影した実験があります。使用したのはサケ鼻軟骨由来のプロテオグリカンです。

被験者は49〜70歳の9人の被験者（男性7人、女性2人、平均年齢60・1歳）。サケ鼻軟骨由来プロテオグリカンを1日10㎎、6か月（24週間）摂取してもらい、最新のMRI画像診断で調べました。その結果、9人中7人に、関節軟骨中のプロテオグリカン濃度の改善、およびコラーゲン配列の改善が確認されました。

臨床試験によるプロテオグリカンの濃度の変化を確認

次ページの図は、プロテオグリカン摂取前と摂取24週間後のMRI画像です。プロテオグリカンの青い色が、24週間後には濃い青に変わっています。プロテオグリカンの濃度が濃くなったことを意味しています。

下の図は、プロテオグリカン摂取前と摂取24週間後の変性コラーゲンの様子です。摂取後は変性コラーゲン（異常なコラーゲン）が減少して、正常な状態になっていることがわかります。

この実験から、プロテオグリカンの摂取によって、膝軟骨の異常な状態が改善されることが示唆されました。

レントゲンでは異常が見られない軟骨でも、分子レベルでは小さな亀裂や穴があることがあります。最新のMRIであれば、そのわずかな変化をみつけることが可能であり、早期発見、早期治療につなげることが可能であることもわかりました。（実験実施施設　東千葉メディカルセンター　渡辺淳也博士）

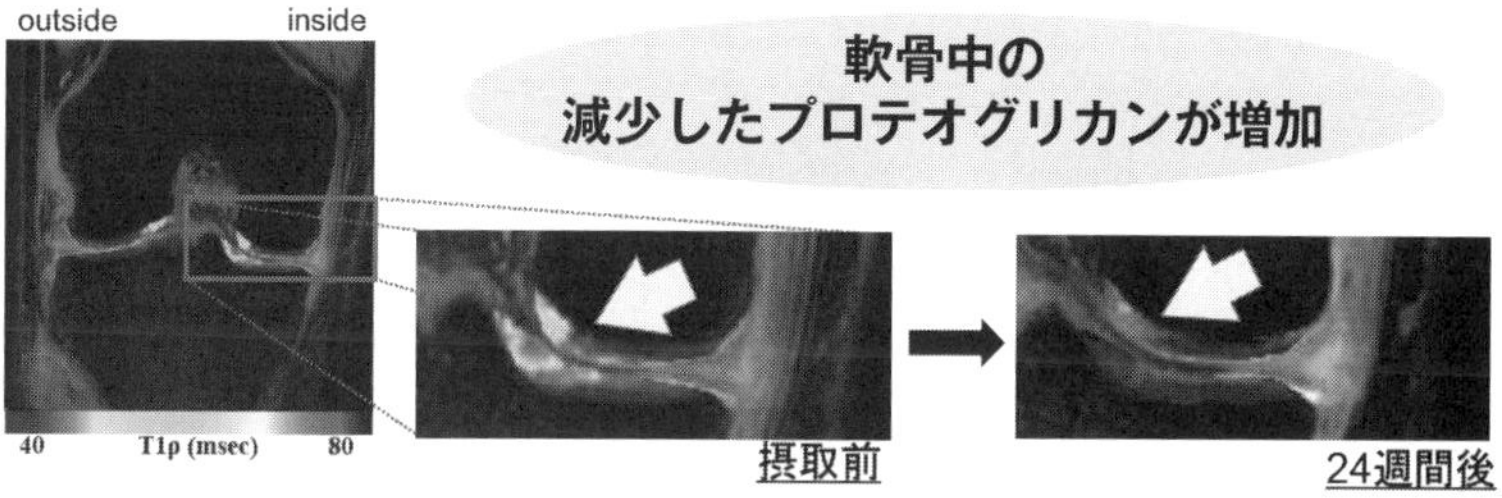

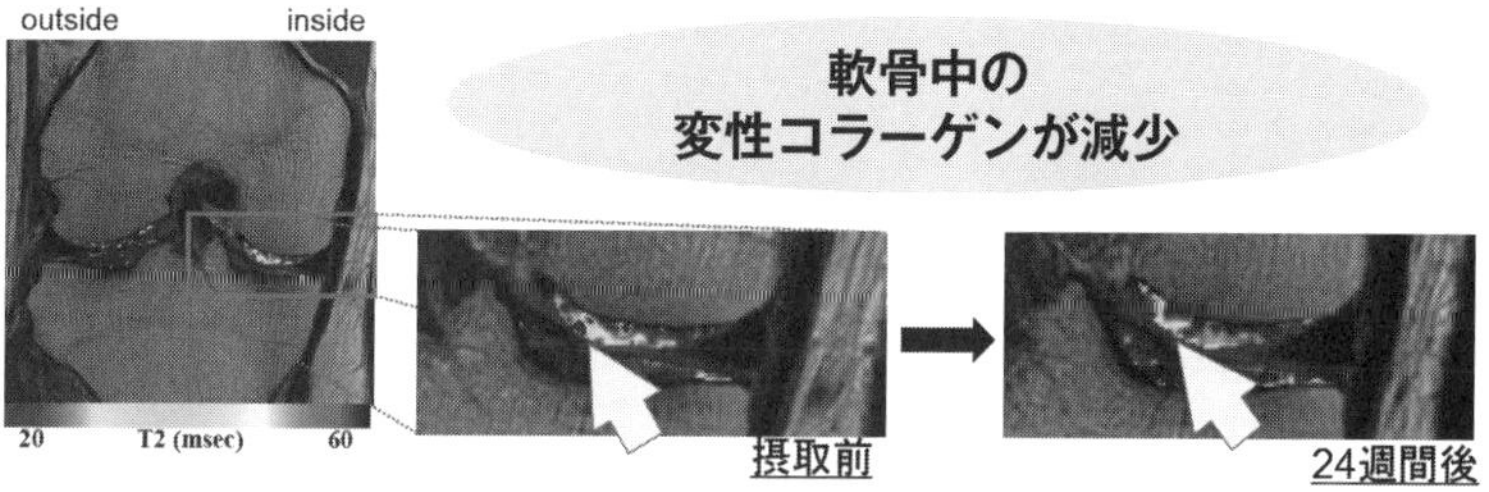

※本書カバーにカラー写真を掲載

繰り返し述べてきたように、膝痛は「年だから治らない」わけではありません。あきらめることはないのです。

プロテオグリカンの経口摂取によって膝軟骨のプロテオグリカンを増やすことができるのであれば、変形性膝関節症の改善への期待が一段とふくらみます。もちろん前述の運動療法を組み合わせれば、さらに効果的だと言えるでしょう。

膝痛を予防・改善する食事

これを食べれば絶対に変形性膝関節症にならない、という食事はありません。ただ、少しでも変形性膝関節症などの膝痛回避につなげる食事があるとすれば、それは骨を丈夫にして骨粗鬆症を防ぐ食事です。

特に女性は、閉経によって骨のカルシウムが溶けやすくなり骨粗鬆症になりやすいこと、同様に変形性膝関節症にもなりやすいことがわかっています。骨を作る食材を積極的に食べることで骨粗鬆症と変形性膝関節症の両方を予防しましょう。既にこうした病気になっていたとしても、改善につながります。

まずは骨の主成分であるカルシウムとコラーゲン。カルシウムはあまり吸収のよい栄養素ではないので、吸収を助けるビタミンD、ビタミンKなどをしっかり食べましょう。

必要不可欠なカルシウムですが、摂りすぎると高カルシウム血症の危険が出てきます。たっぷり摂りたいものの、上限は２５００㎎。牛乳なら２ℓ相当。

カルシウムの多い食品～成人に摂取してほしい1日量 600mg

乳製品……牛乳カップ1（200㎖）に含まれるカルシウム量は260mg。これだけで1日量の3分の1以上になります。ヨーグルト200gでカルシウム240mg。6Pチーズ1個150mg、アイスクリーム150gで220mg。

小　魚……丸干しいわし1尾70gでカルシウム308mg。1日量の半量が摂取可能です。ししゃも3尾で220mg、サバの水煮缶2分の1量200mg。干しエビ100gに含まれるカルシウムは7100mgですので、10g（大さじ1杯）で1日の必要量が賄えます。

大豆食品……木綿豆腐150gでカルシウム130mg。がんもどき50g、生揚げ60gもほぼ同じ。

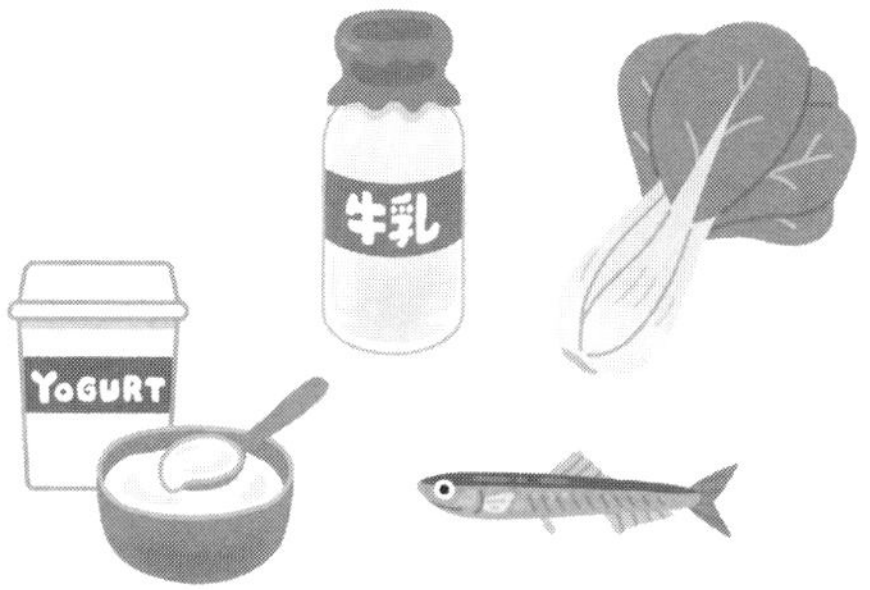

野　菜……カルシウムの多い野菜と言えば小松菜。80gで136㎎のカルシウム量。モロヘイヤは50gでほぼ同量。他にチンゲンサイ、菜の花、大根の葉などもおすすめ。

ビタミンD　カルシウムを骨に吸着させるビタミンD。1日に5・5μg（マイクログラム）

食品では魚類に多く、さんま、いわし、かじきまぐろ、鮭などには1尾で10~15μgが含まれています。他には舞茸、きくらげ、干ししいたけなどのきのこ類がおすすめです。

ビタミンDは食品で取り入れるだけでなく、太陽光に当たることで体内で作られることが知られ

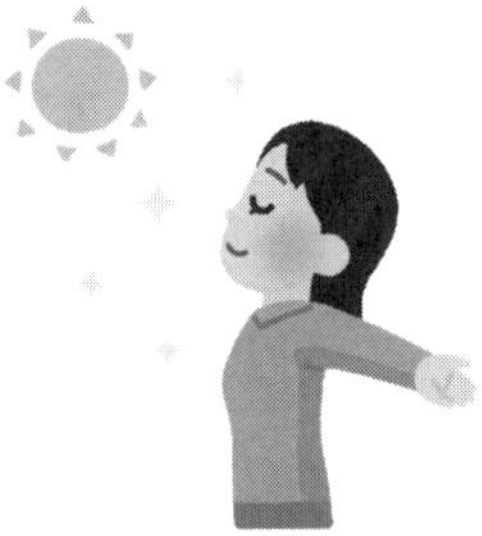
ビタミンDを摂るには週2回の日光浴

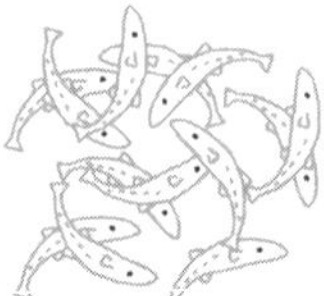
しらす干し

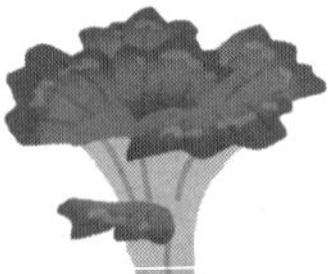
舞茸

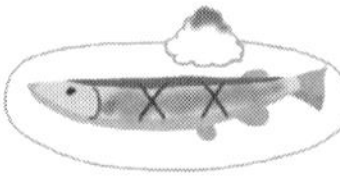
さんま

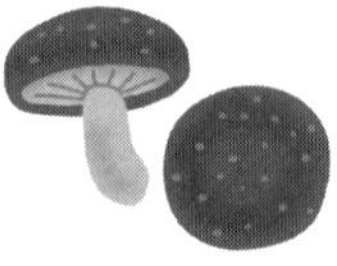
しいたけ

ています。日光浴をかねて散歩やウォーキング、ジョギングなどできれば運動療法を兼ねることができて一石二鳥です。

タンパク質 コラーゲンはタンパク質。年をとってもしっかり摂りたい

骨の主成分はカルシウムとコラーゲンです。コラーゲンはタンパク質の一種です。日本人は年を取ると肥満予防などでタンパク質をあまり摂らなくなる傾向があります。年をとってこそしっかり摂りましょう。1日に摂ってほしい量は体重1キロあたり1㎎。体重60キロの人なら60㎎です。

例えば鶏ささみ100gでタンパク質23㎎、玉子1個で8㎎、鮭切り身80gで18㎎、木綿豆腐150gで10㎎、牛乳200gで7㎎などです。1日3食に分けて上手に取り入れて食べるとよいでしょう。

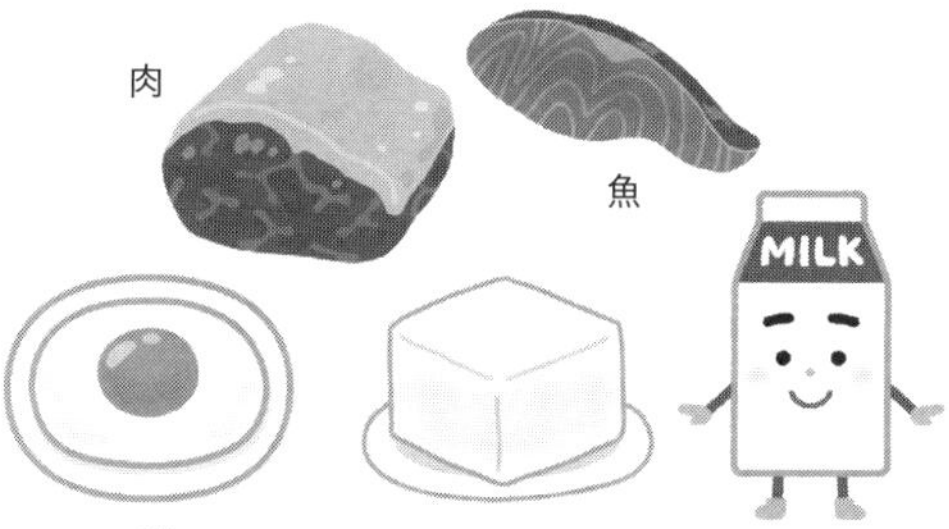

ビタミンK　ビタミンD同様カルシウムの吸着を助ける。1日の摂取量150㎍

ビタミンK不足は骨折の原因になります。骨の破壊を防ぎ、カルシウムの吸着を助けます。食品としては納豆に特に豊富で、50gで300㎍のビタミンKを含みます。他には小松菜、モロヘイヤなど、やはりカルシウムの多い食品に豊富です。他にブロッコリー、ニラなどもおすすめです。

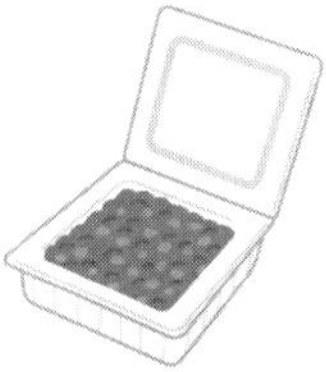
納豆

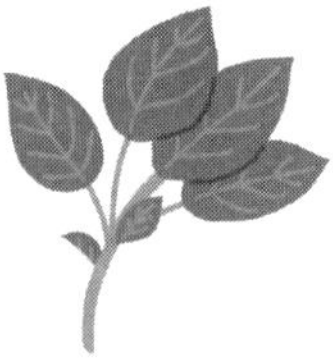
モロヘイヤ

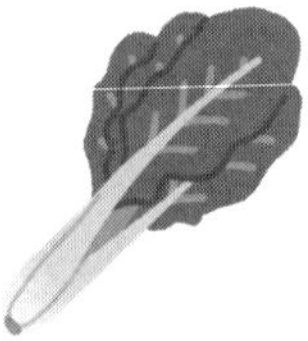
小松菜

骨と膝痛によくない食品、避けたい嗜好品

カルシウム吸着を阻害する栄養素、物質としてリン、食塩、カフェイン、アルコールなどがあります。食品としてはインスタント食品、スナック菓子、炭酸飲料や糖分の多いジュース類、コーヒーなどがあります。

また食品そのものではありませんが、唐辛子などを使った激辛食品、激辛料理も、炎症を促進するのでお勧めできません。唐辛子で真っ赤になった料理が人気のようですが、変形性膝関節症など炎症性疾患を持つ人は避けましょう。

嗜好品としてはお酒類、タバコなど。アルコールは、腸管

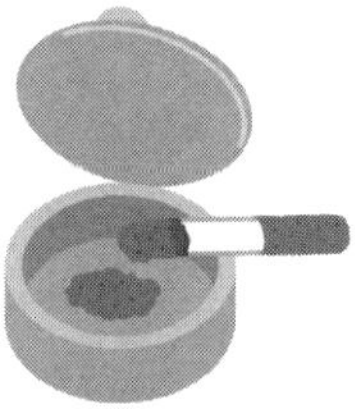

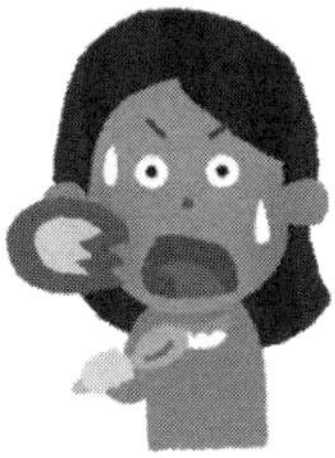

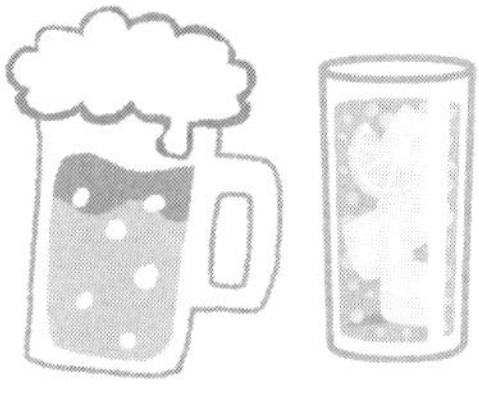

でカルシウムの吸収を阻害するだけでなく尿中への排出をうながしてしまいます。

タバコは有害物質をたくさん含み、臓器、組織の炎症を促進します。膝痛にとっても有害です。

第3章

膝関節症に新たな光。弘前大学が実証したプロテオグリカンの軟骨再生作用

いま最も期待される生体成分プロテオグリカン

近年、医薬品だけではなく、体に負担をかけずに徐々に体調を整えていきたいという健康意識の高まりから、さまざまなサプリメントが登場するようになりました。

より安心かつ確かな効能のある成分を活用するために、専門家や研究者は日夜努力を重ねています。

プロテオグリカンも、そうした中でサプリメントへの使用が実現した成分で、現在、最も注目されています。

ここではプロテオグリカンを徹底解剖していきましょう。

まず、「プロテオグリカン」という名前から説明しましょう。

「プロテオ」とは「プロテイン＝タンパク質」です。そして、「グリカン」は多糖類を意味します。

このことから「プロテオグリカン」とはタンパク質と糖の複合体、「糖タンパ

【図３】軟骨組織模式図

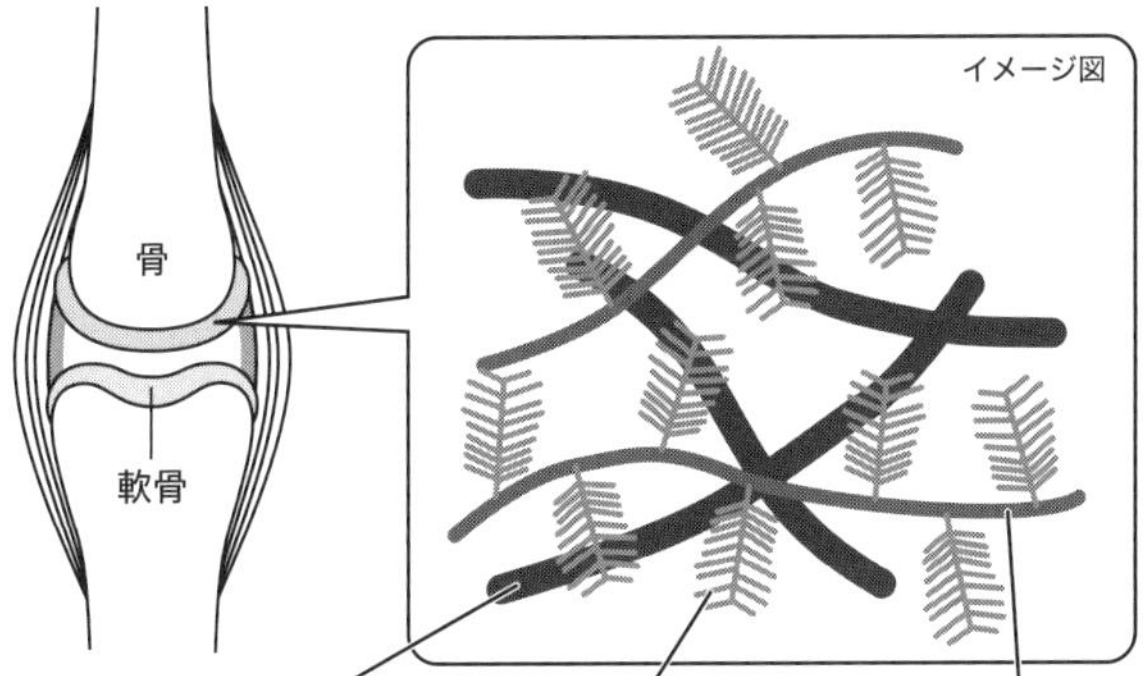

Ⅱ型コラーゲン
繊維状の成分でネットのように「ヒアルロン酸」や「コンドロイチン」を包み込みます。

プロテオグリカン
軟骨そのものとまで言われる期待の新成分。軟骨で様々な役割を担っています。

ヒアルロン酸
水分を保持する性質をもち、関節内の潤滑油のような役割を果たします。

ク質」のひとつだということがわかります。もう少し詳しく説明すると、コアタンパク質と呼ばれるものに、グリコサミノグリカン（ＧＡＧ）と呼ばれる糖鎖が共有結合している糖タンパク質です。「コアタンパク質」というのは、たとえるなら団子の串のようなものです。その串に、鎖のように組まれている糖質＝糖鎖が結合しているのです。グリコサミノグリカンはコンドロイチン硫酸、ケラタン硫酸などから成り立っています。

図３をご覧ください。一本の串に鎖がたくさん結合して、ブラシのような

形態になっていますね。　このブラシのようなものがヒアルロン酸やコラーゲンなどと共に細胞外マトリックスを形成し、身体の組織を維持しています。「細胞外マトリックス」は「細胞間液」とも呼ばれ、細胞組織同士をつなぐ役割をしています。たとえば、栗ようかんの栗が細胞組織だとすると、それをつなげる羊羹の部分が細胞外マトリックスです。この細胞外マトリックスの中に、プロテオグリカンが存在しています。図を見てもわかるように、ヒアルロン酸やコラーゲンなどに結合しているのです。まるで枝から葉が出ているようですね。

プロテオグリカンは私たちの体に存在している

プロテオグリカンは皮膚や軟骨、血管、脳、腱、骨など、動物の体内のあらゆるところに存在しています。もちろん私たちの体内にもあります。

どこに存在するかによって、芯となっているタンパク質の種類や結合する糖鎖が異なるので、いくつかのタイプがあります。たとえば、基底膜に存在するプロ

【図4】軟骨プロテオグリカン模式図

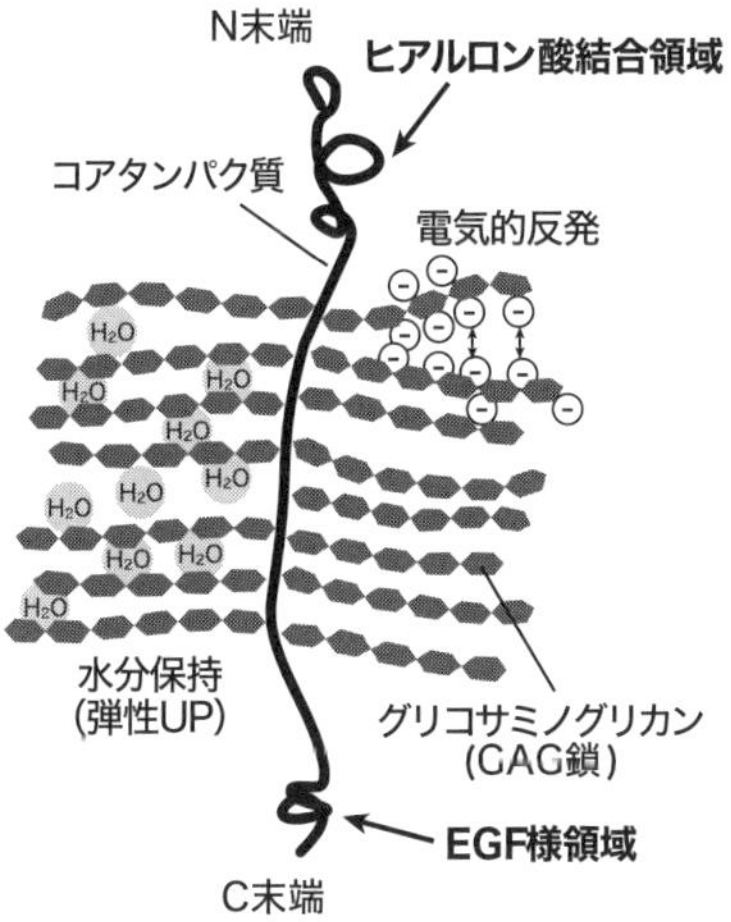

テオグリカンは「パールカン」、真皮層には「ヴァーシカン」と呼ばれるプロテオグリカンが存在しています。

図4は、軟骨型のプロテオグリカンを表しています。この軟骨型プロテオグリカンは体の中で最も量が多く、組織そのものも巨大です。主に関節のクッションや、関節の組織同士の接着剤のような役割を果たしています。

驚くべき保水性

プロテオグリカンの最大の特徴は、なんといっても保水力です。もともと糖には「水親和性」といって水と結合しやすい性質があります。それが鎖状になれば、さらに水親和性は高くなります。その鎖が一本の芯に結合しブラシのような形をとっていれば、ますます多量の水を保持することが可能となります。

プロテオグリカンに含まれる多数のグリコサミノグリカン鎖群は、まるでスポンジのように水分を保持する力を持っています。P95の**図4**のように、鎖と鎖の間に水分をため込むことができるのです。

先ほど、軟骨型プロテオグリカンは関節のクッションや関節の組織そのものを維持する役割を果たしていると述べました。

つまり、体の関節は、高い保水性を持つプロテオグリカンが存在しているからこそスムーズな動きが可能となるのです。

図5のグラフは、プロテオグリカンの保水性を表したものです。これはサケ鼻軟骨由来のプロテオグリカンの保水性について調べたものです。

乾燥した環境のもと、どれだけ水溶液を保っていられるかを実験したところ、プロテオグリカンには、ヒアルロン酸と同じくらいの保水効果が確認されました。

【図5】プロテオグリカンの保水性

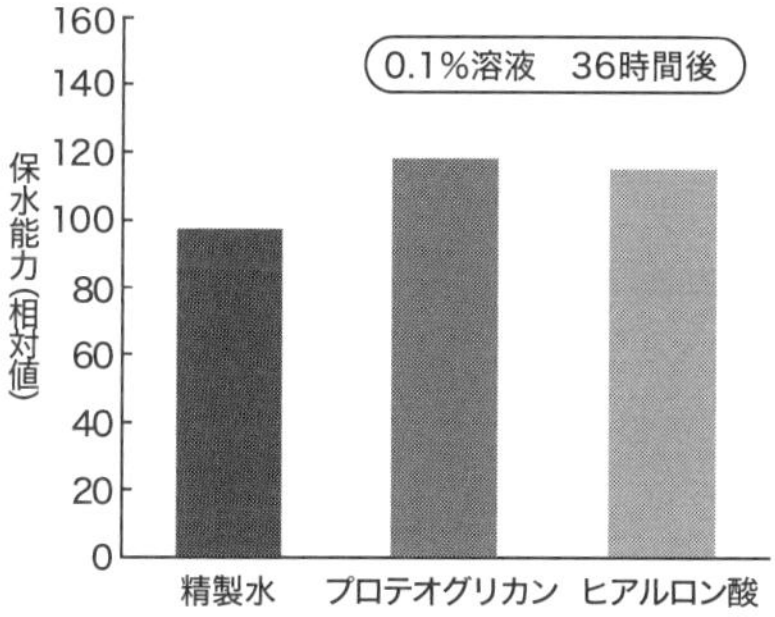

となると、ヒアルロン酸をとっていれば軟骨の働きが維持されるのでは？と思ってしまうかもしれません。しかし、プロテオグリカンには保水性にとどまらない働きがあるうえに、体の免疫機能にも働きかけるなど、さまざまな作用で関節の不快な症状を改善します。関節の維持健康と痛みの改善は、保水性だけでは不十分であるところを、プロテオグリカンは多角的なアプローチをしてくれるというわけです。

コラーゲンもヒアルロン酸も、軟骨の成分

ここで、もう一度、軟骨について見てみましょう。今度は軟骨の成分にスポットを当てます。

第一章で、軟骨の成分のほとんどが水であることを述べました。**図6**を見てわかるように、軟骨に含まれ

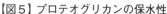

【図6】軟骨の構成成分

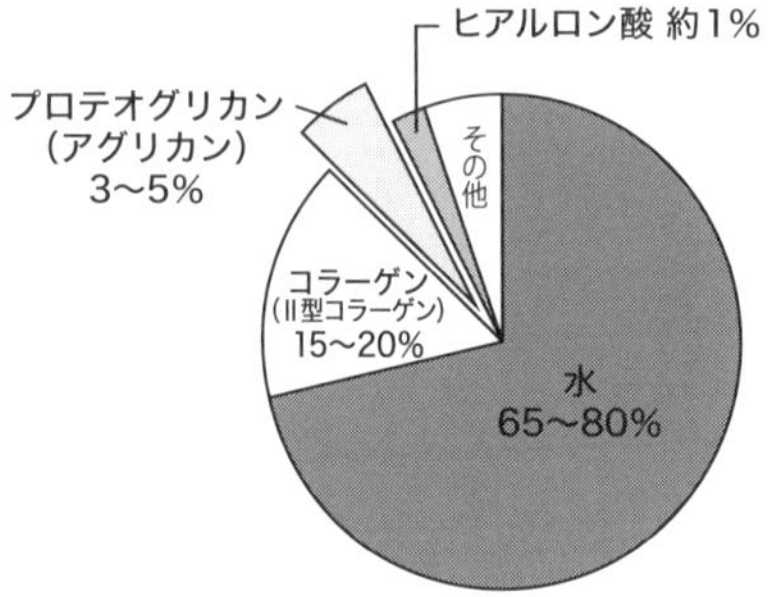

る水は65〜80%にもなります。残りの成分は、コラーゲン（Ⅱ型コラーゲン）が15〜20%、プロテオグリカンが3〜5%、ヒアルロン酸が約1%、残りの「その他」は、軟骨細胞です。

これらの成分の中で、クッション性や衝撃への耐性といった軟骨特有の機能を担っているのはプロテオグリカンです。

どれほど健康な人であっても、加齢によって軟骨細胞は減少し、コラーゲンやプロテオグリカンの働きが低下し、軟骨の中に含まれる水分そのものが減ってしまいます。

近年、関節の痛みを改善するためのサプリメントが登場しています。ヒアルロン酸やコラーゲン、コンドロイチン、グルコサミンなどは、すっかりおなじみの成分となりました。これらはいずれも軟骨基質の補給を目的としていました。つまり、軟骨の成分が減ってしまったのなら、サプリメントでその成分を補給しようということです。

ヒアルロン酸やコンドロイチン硫酸、コラーゲンなどが先行利用されてきたのは、これらの成分が比較的単純な糖鎖やタンパク質といった組織構成であったため、取り出しやすかったことが理由です。

実は、これらの成分と共にプロテオグリカンに期待が寄せられていたのですが、巨大で複雑な構造をしていたために、ひとつの複合糖質として取り出すことが困難だったのです。

こうして関節サプリといえば、グルコサミンやコンドロイチンといったサプリが登場することになりました。

しかし、軟骨の基となる成分を経口によって補っても、そのままその成分が体の軟骨を生成してくれるわけではありません。消化・吸収によって、体内でどのような利用のされ方をするかということを考慮すると、残念ながら効能について大きな期待はできないというほかありません。

実は、この点もプロテオグリカンが注目される理由となっています。

経口摂取したプロテオグリカンがそのまま自分の軟骨になるとまでは言い切れませんが、マウス実験や臨床試験の結果、きわめて効率よく軟骨の機能が向上しているのです。

プロテオグリカンには補給ということのみならず、正常な軟骨代謝を促進させる作用があるため、根本的な関節改善効果が期待されています。

プロテオグリカン開発初期の価格は1gあたり3000万円！

プロテオグリカンの研究開発がスタートしたのは1980年。日本の糖質・糖鎖の先進研究で知られる弘前大学の高垣啓一教授（故人）が、糖鎖工学の世界的権威である遠藤正彦・名誉教授のもとで着手しました。

その当時、プロテオグリカンは、ウシの気管軟骨などを原料としており、抽出・

精製過程は、かなり複雑なものでした。

しかも、精製量はごくわずか。手間がかかるわりに、少ししか精製できないとなれば高価になるのも当然です。

その当時のプロテオグリカンは、1gあたり、なんと3000万円にもなりました。効能を調べるためのマウス実験などに使う量は1回あたり1mgですから、実験のたびに3万円もかかってしまいます。これではあまりにもコストがかかりすぎて、プロテオグリカンについての研究をなかなか進めることができません。

しかも、抽出にはクロロホルムやエタノール、グアニジン塩酸塩など人体に不適切な薬剤が使用されていたために、安全性が前提となる応用実験には不向きでした。

この頃すでに理論上ではコラーゲンやヒアルロン酸を上回る効果が期待されていることがわかっていただけに、コストと安全性という最も基本的なものが高いハードルとなっていたことは、プロテオグリカンの開発を大きく遅らせることになりました。

それでも高垣教授は、このような状況をなんとか打破しようと基礎研究を重ねる一方、１９９７年に青森県内の産学官ネットワーク「青森糖質研究会」を結成しました。資金面を始めとするさまざまな問題を解決し、研究を前進させようと考えたのです。

これでようやく研究を進めることが可能になると、どれほど安堵したかしれません。

ところが、思いがけない事態が生じました。ＢＳＥ（ウシ海綿状脳症）が世界的に問題となり、精肉以外のウシの部位を入手することが困難となってしまったのです。

ただでさえ高嶺の花だったプロテオグリカンが、その原料さえも手に入らない。これでは研究そのものが絵に描いた餅で終わってしまいかねません。

しかし、この最大の危機が、実は最高のチャンスとなったのでした。

プロテオグリカンのルーツは郷土料理

北海道や東北地方出身の人の中には「氷頭《ひず》なます」という料理があることをご存じの方も少なくないことでしょう。

氷頭とはサケの鼻軟骨部位で、氷のように透明であることから、この名がついたともいわれています。「氷頭なます」のほか、新潟県では味噌で味付けをした「氷頭もみ」や、細かくした氷頭に味噌や薬味を加えた「氷頭たたき」などの料理もあります。

氷頭は古くからサケが獲れる地方で食べられてきた郷土料理で、平安時代の宮中行事を記した『延喜式』にもその記録が見られます。献上品として記録されていますから、貴重なものだったのでしょう。現在も「氷頭なます」は東北地方の正月料理に欠かせないものです。

この「氷頭なます」に大きな可能性が秘められていました。

サケの中でも産卵期を迎えたオスは、鼻軟骨が急激に伸びて先が鍵のような形

【図7】家庭でよく購入する魚介類

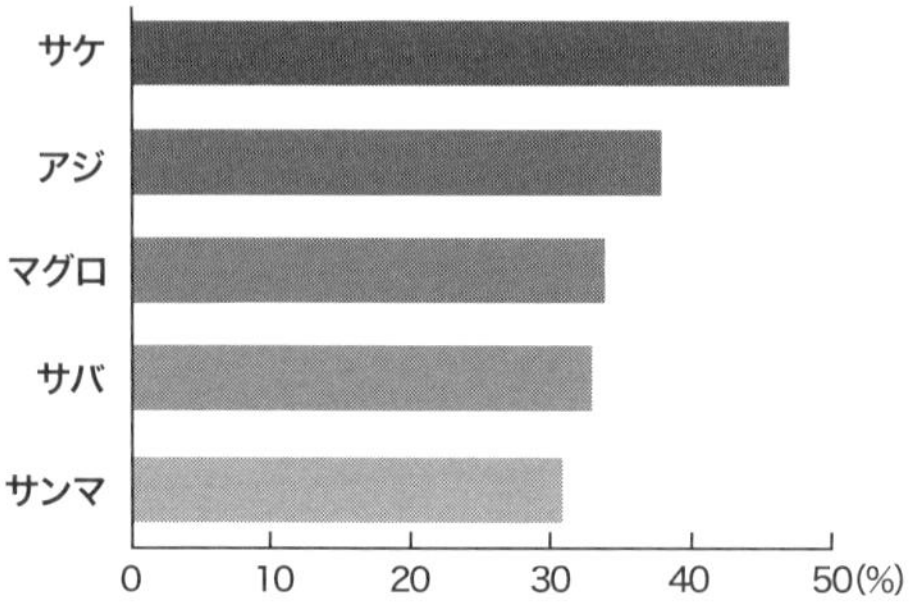

になります。メスに対してアピールするためでもあると同時に、浅い川を上る際に石に頭をぶつけたときのクッションになったり、他のオスと闘う際に有利になるなどといった説があります。

ともあれ、魚類の中でも鮭の鼻軟骨の量は飛び抜けているのです。

高垣教授は、豊富なサケ軟骨の中に多くのプロテオグリカンが含まれていることに着目していました。

サケ１尾の体重は４ｋｇ前後、頭部の重さは５００～６００ｇ、そのうち約35ｇが鼻軟骨です。そのうえ日本はサケの養殖技術が世界的にも進んでおり、毎年約20万トンものサケが水揚げされます。

図7の「家庭でよく購入する魚介類」を見てもわ

かるように、魚介類の中でも消費量が非常に多く、家庭でよく購入する魚介類の1位にあげられます（平成19年度食料品消費モニター調査）。

このことは、プロテオグリカンの原料がいかに豊富であるかを示しています。問題は、どのようにして抽出するかでした。

高嶺の花から安心で身近な成分へ

サケの鼻軟骨にあるプロテオグリカンを、どうすれば取り出すことができるのか。

加熱してしまったり、薬剤を加えてしまえばプロテオグリカンの構造が変化してしまいます。

その答えも、伝統料理「氷頭なます」にありました。

「氷頭なます」はサケの頭から取り出したばかりの鼻軟骨を薄くスライスし、甘酢に3～4日間、漬け込んでつくります。漬け込んでいるうちに硬かった鼻軟骨が軟らかくなり、適度な歯触りを残した食感に変わります。これは氷頭を酢に漬けているうちに軟骨組織の結合が弱められたためです。

「ということは、酢の中に、結合を支えていたプロテオグリカンが溶け出しているに違いない」

高垣教授は、そうひらめきました。

それも、居酒屋で、「氷頭なます」を肴に一杯飲んでいる際に、突如として閃光が走ったのです。寝ても覚めても、プロテオグリカンの研究をいかに進めていくかを考え続けていたためでしょう。

高垣教授は酢酸には細胞外マトリックスである鼻軟骨組織を断ち切って、プロテオグリカンを抽出する力があるにちがいないと考えました。

この仮説に基づいて新たな研究が始まったのが1998年です。

高垣教授は「青森糖質研究会」に加え、弘前大学内に研究の成果を広く地域に還元することを目的とした「地域共同研究センター」を設立。一方、青森県側には産学連携をサポートする財団法人「青森テクノポリス開発機構」という新規事業支援の組織ができました。

高垣教授は「青森テクノポリス開発機構」が1998年5月に開催した「大学研究シーズ講座」にて、プロテオグリカン研究の途中経過や、プロテオグリカンの大量生産化がもたらす多くの可能性についての発表をしました。

それがたいへんな注目となり、科学技術振興事業団の独創的研究成果育成事業に推薦され、開発がスタートしたのです。

このことによってプロテオグリカンの研究はさらなる進歩を遂げることになりました。その結果、ついに人体に安全な食用酢酸とアルコール（エタノール）だけを使って、サケ鼻軟骨から高純度のプロテオグリカンを大量に取り出す生産技術が確立したのです。奇しくも21世紀最初の年、2000年のことでした。

従来に比べて価格は、なんと1000分の1以下。そのうえヒトでの試用にも使うことのできる高い安全性を兼ね備えています。

まさに画期的な発明としかいいようがなく、現在ではサケの主産国であるアメリカやロシアでも特許を取得しているほどです。

プロテオグリカンの研究は、名実共に日本が世界をリードする最先端科学のひとつなのです。

最先端技術をシンプルな方法で

酢酸を使ったプロテオグリカンの抽出法を、もう少し詳しくお話ししましょう。最先端技術が、意外にもアナログでシンプルな方法をとっていることに驚くはずです。

サケの鼻軟骨を粉砕し、濃度4％の食用酢酸溶液に72時間浸漬するのです。最新技術といっても、基本は「氷頭なます」とまったく同じ方法というわけです。しかし、ここからは少し専門的になります。

酢酸溶液の中に溶け出しているプロテオグリカンは、さまざまな分子サイズになっています。これを薄膜装置を通すことで、一定の分子サイズのプロテオグリカンを取り出します。

ざるで漉すのと同じ要領です。分類されたプロテオグリカンは、用途によって使い分けられています。

酢酸溶液の中からプロテオグリカンを取り出すときには、アルコールを使います。プロテオグリカンは酢には溶けてもアルコールには溶けない性質を持っているのです。

溶液のアルコール濃度を高めていくと、プロテオグリカンが沈殿し始めます。

こうしてプロテオグリカンを取り出すのです。

天然プロテオグリカンのほうがよりコスト安で効果的

開発当初の1000分の1以下のコストを実現したシンプルな最先端技術。

しかし、さらなる低コスト化への試みが、弘前大学・加藤陽治特任教授らによって進められました。

それが「天然型プロテオグリカン」です。

従来のように、プロテオグリカンだけを取り出すのではなく、あえて鼻軟骨に含まれている他の多糖類、オリゴ糖などと一緒に利用しようというものです。すると加工をもっと簡単にすることが可能になり、コストもさらに抑えられるというわけです。

それだけでなく、他の成分との相乗効果のようなものも期待できることになります。

加藤特任教授らは「乾燥粉末化」という技術を考案しました。

水で洗浄したサケの鼻軟骨を丸ごと乾燥させ、アルコール（エタノール）を使って組織内の脂質成分をゼロレベルになるまで溶出させて取り除きます。これを再度、乾燥させてから微粉末化させます。

未精製のため、さまざまな物質が混在してはいますが、プロテオグリカンは約40％も含まれています。さらには、鼻軟骨に含まれる良質なコラーゲン、カルシウム、食物繊維なども、一体的に利用できます。捨てるところがまったくない、素晴らしい原料利用法です。

潰瘍性大腸炎のラットを使った実験では、純度の高いプロテオグリカンよりも、さまざまな成分が含まれた、純度の高くない「天然型プロテオグリカン」のほうがよい治療効果が得られました。

これは研究者にとっても予想を裏切る結果でした。純度の高いプロテオグリカンの方が、当然良い結果をもたらすだろうと考えられていたのです。

人体内では、ひとつの物質が単独で作用するということはありません。また自然界では単独物質でひとつの食品というものも存在しません。つまり、さまざまな物質が混在することによって、よりプロテオグリカンが作用するようになると考えられます。

天然型プロテオグリカンの開発によって、プロテオグリカンがさらに身近な成分となりました。

これら二つの方法で取り出されたプロテオグリカンは、すでに多くの実験や臨床試験によって問題がないことが立証され、今ではサプリメント製品に使われ始めています。

実験で証明・プロテオグリカンパワー①
軟骨のもとになる細胞が増える！

このように、画期的な方法でプロテオグリカンを抽出・精製することが可能になったため、さまざまな実験や臨床試験も急速に進展しました。

ここからはプロテオグリカンが持つ作用について、実験データや臨床試験結果をもとに説明していきましょう。

まず、「軟骨前駆《ぜんく》細胞増殖促進作用」についてです。

軟骨前駆細胞とは、軟骨をつくる基になっている細胞のことです。変形性膝関節症を発症した軟骨組織では、軟骨細胞が減少してしまうため、プロテオグリカンなど軟骨の基となる成分の生産量も減少します。これが軟骨のすり減りにつながります。

そこで、細胞にプロテオグリカンを加えることによって、前駆細胞にどのような変化が起きるかを実験しました。

【図8】プロテオグリカンの軟骨前駆細胞増殖促進作用

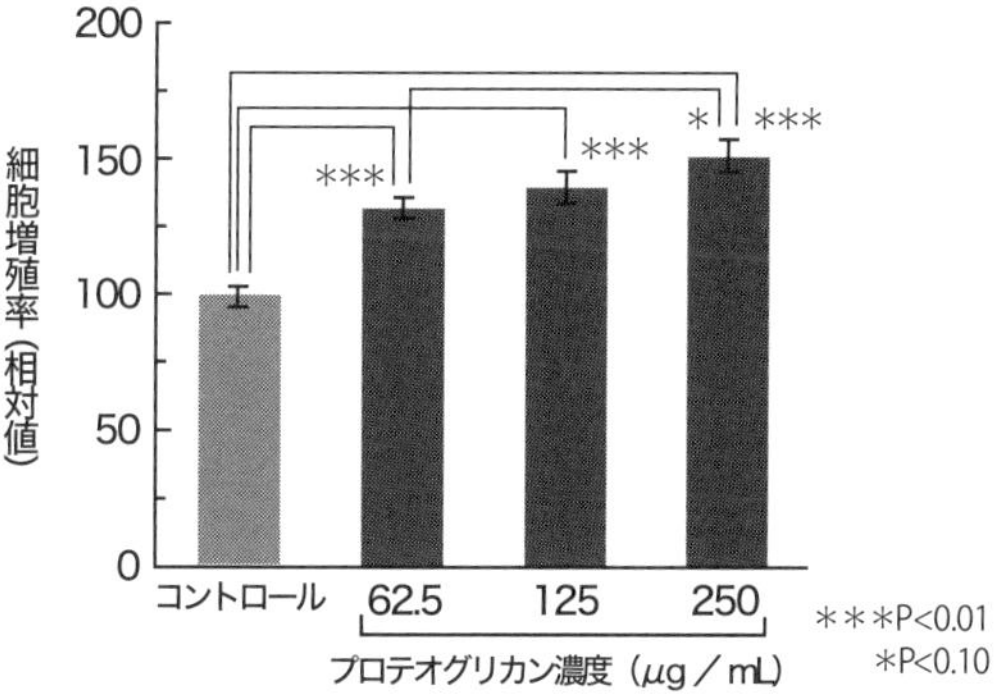

　試験方法は、軟骨細胞をプレートに入れ、一方にはプロテオグリカンを添加し、もう一方には何も入れず7日間の培養を行いました。

　その後、培養した細胞数をMTT法と呼ばれる方法で測定し、軟骨前駆細胞が増殖しているかどうかを調べました。

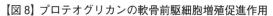

　その結果、無添加の細胞に比べて、プロテオグリカンを添加した細胞には、かなりの軟骨前駆細胞増殖促進作用が確認されました。

　図8をご覧ください。「コントロール」とあるのはプロテオグリカン無添加の細胞です。その右がプロテオグリカンを添加した細胞です。

　図を見てもわかるように、プロテオグリカンの濃度が高いほど、軟骨前駆細胞増殖促進作用があ

【図 9】各試料の軟骨前駆細胞増殖促進作用

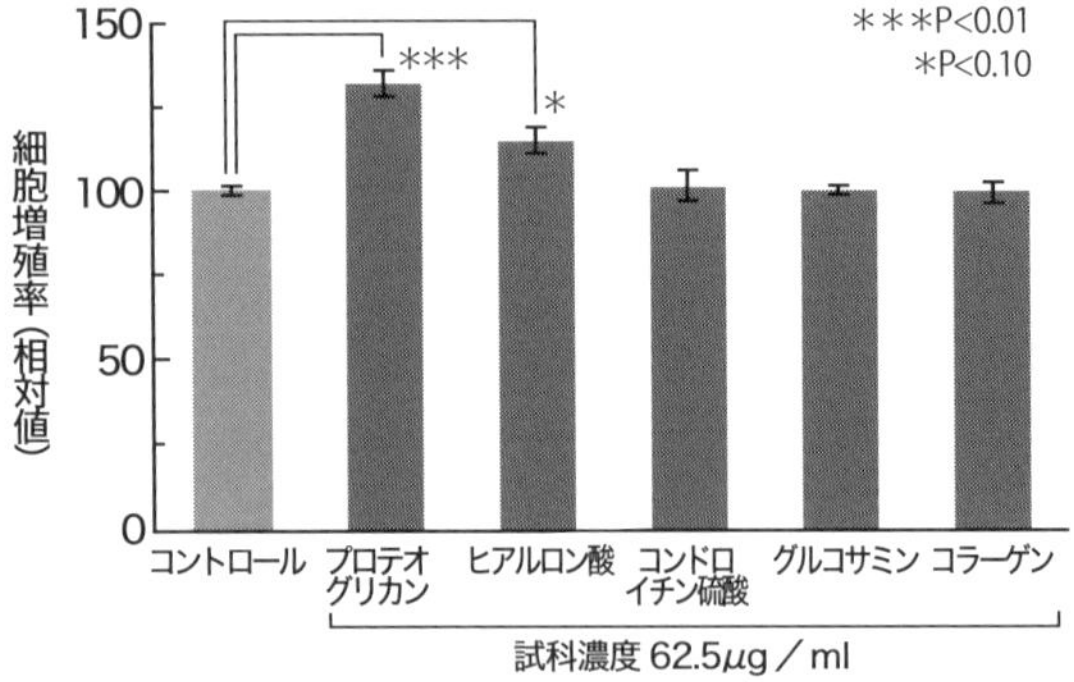

ります。

なお、比較対象として、グルコサミン、コンドロイチン硫酸、コラーゲン、ヒアルロン酸を添加した実験も行いました。

その結果、**図9**にあるように、ヒアルロン酸には若干の細胞増殖促進作用が認められたものの、グルコサミンやコンドロイチン硫酸、コラーゲンでは影響が見られませんでした。つまり、この3つの成分は、軟骨の基となる細胞を増やすことはないのです。

以上の実験結果によって、プロテオグリカンには、軟骨前駆細胞増殖促進効果による軟骨の再生が期待できることがわかりました。

実験で証明・プロテオグリカンパワー②
軟骨の再生が促進される！

変形性膝関節症の大きな原因のひとつが、加齢によって新陳代謝が低下し、軟骨の再生が破壊に追いつかないことです。

ということは、軟骨の再生が促進されれば、変形性膝関節症の改善や予防になるはずです。そこで「軟骨分化促進作用」についての実験が行われました。

軟骨細胞にプロテオグリカンを添加し、細胞にどのような変化が表れるかを見ます。また、比較対象として、何も添加しないものと、グルコサミン、コンドロイチン硫酸、コラーゲン、ヒアルロン酸を添加したものも同じ条件下で実験を行いました。さらに、陽性対照として軟骨分化誘導剤インスリンを添加したものを用いました。

図10は軟骨多段階分化していく様子を表した顕微鏡写真です。増殖（7日目）で軟骨前駆細胞がかなり増殖しているのが見て取れます。

【図10】軟骨多段階分化モデル（軟骨分化）

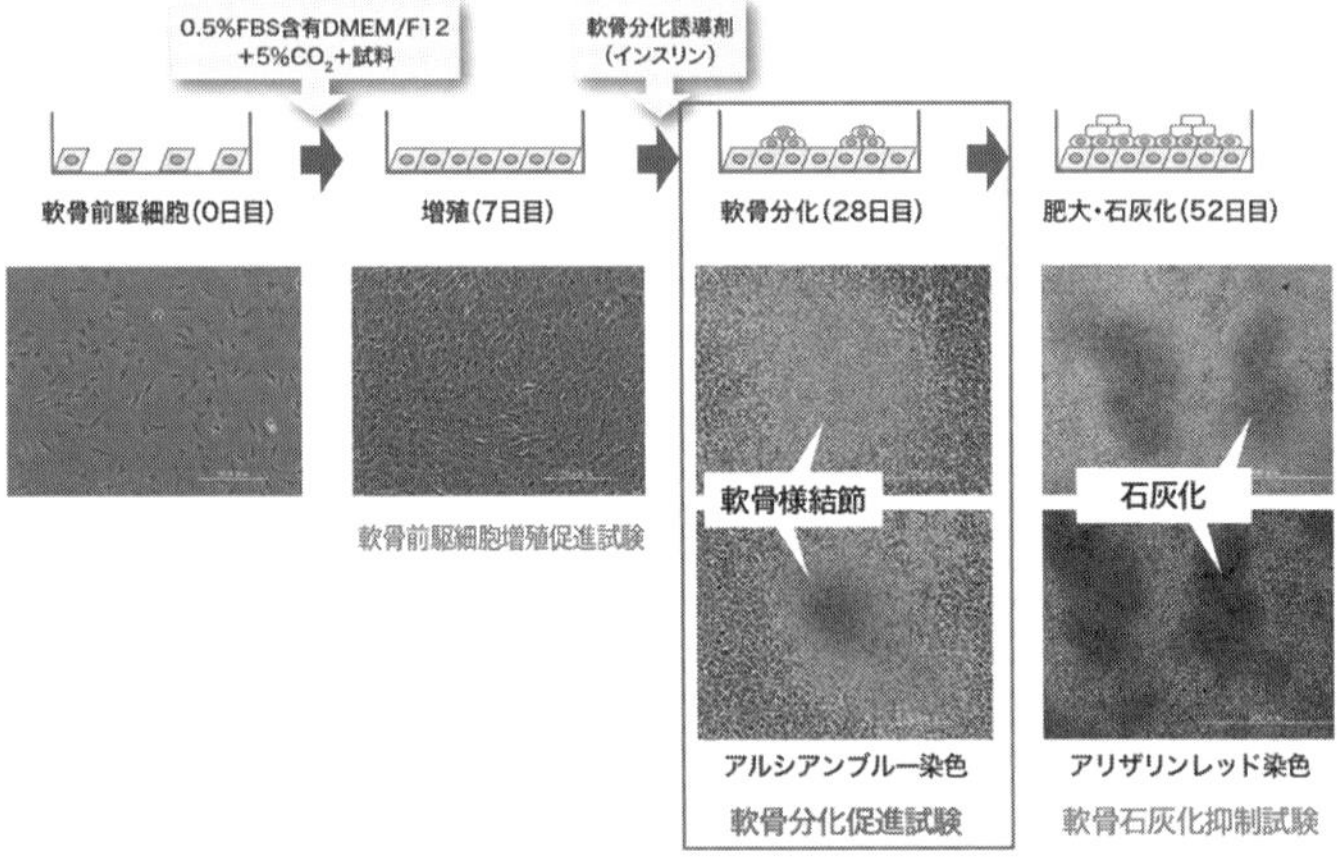

さらに28日目になると軟骨分化が始まります。軟骨は増殖した細胞が集まってきて、さらに中央が盛りあがり結節をつくることによってできます。これを軟骨分化といい、結節したものを軟骨様結節といいます。プロテオグリカンを添加した細胞は、28日目には分化が進んで結節ができています。アルシアンブルーで細胞を染色した写真がありますが、中央がより濃い色になっているのがわかります。

図11のグラフは、プロテオグリカンの濃度によって、軟骨分化促進作用にどのような違いが出るかを示したものです。プロテオグリカンの濃度が高ければ高いほどグラフのバーが長くなっています。つまり、軟骨分化促進はプロテ

【図11】プロテオグリカンの軟骨分化促進作用

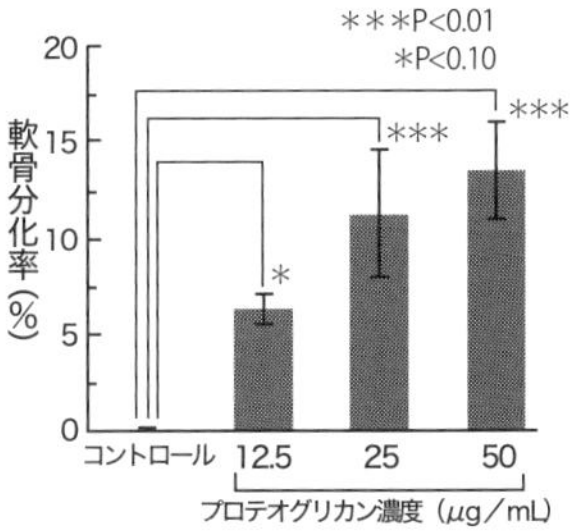

【図12】各試料の軟骨分化促進作用

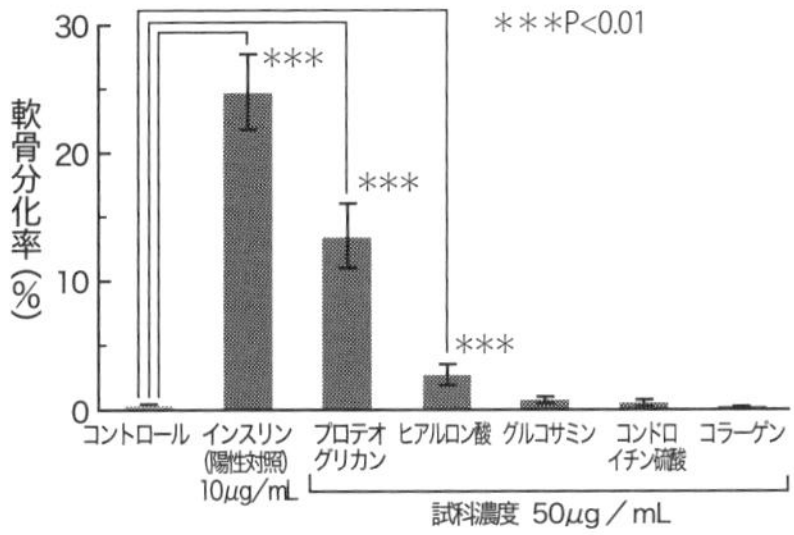

オグリカンの濃度と比例しているということです。

比較対象であるグルコサミン、コンドロイチン硫酸、コラーゲン、ヒアルロン酸の結果を示したものが**図12**です。グラフを見るとおわかりいただけるように、プロテオグリカンはコラーゲンやコンドロイチン硫酸、グルコサミンの約10倍もの軟骨分化促進効果があります。ヒアルロン酸と比較しても約5倍にもなります。

この実験結果によって、プロテオグリカンには軟骨の再生を促す性質があることがわかりました。変形性膝関節症の改善や予防に大きな期待が持てます。

実験で証明・プロテオグリカンパワー③ 軟骨の石灰化を防いで軟骨を維持する！

変形性膝関節症の症状に、軟骨が硬くなる石灰化というものがあります。そして、骨同士がこすれ合うようになってしまい、さらに病状が悪化していくのです。軟骨の維持再生とともに軟骨の石灰化を防ぐことができれば、変形性膝関節症の進行を食い止めることが可能となります。

プロテオグリカンには軟骨の再生を促進する作用がありますが、石灰化を防ぐ働きもあるのではないかと考えられ、実験が行われました。

軟骨細胞にプロテオグリカンを添加したものと、比較対象としてグルコサミン、コンドロイチン硫酸、コラーゲン、ヒアルロン酸を添加したもの、さらに何も加えないものとを用意。それぞれを5％ CO_2、37℃の条件で7日間培養を行い、その後、軟骨分化誘導剤としてインスリンを添加してさらに21日間培養することで軟骨を形成しました。その後、試料を添加し、いずれも同じ条件にて24日間培

【図13】プロテオグリカンの軟骨石灰化抑制作用

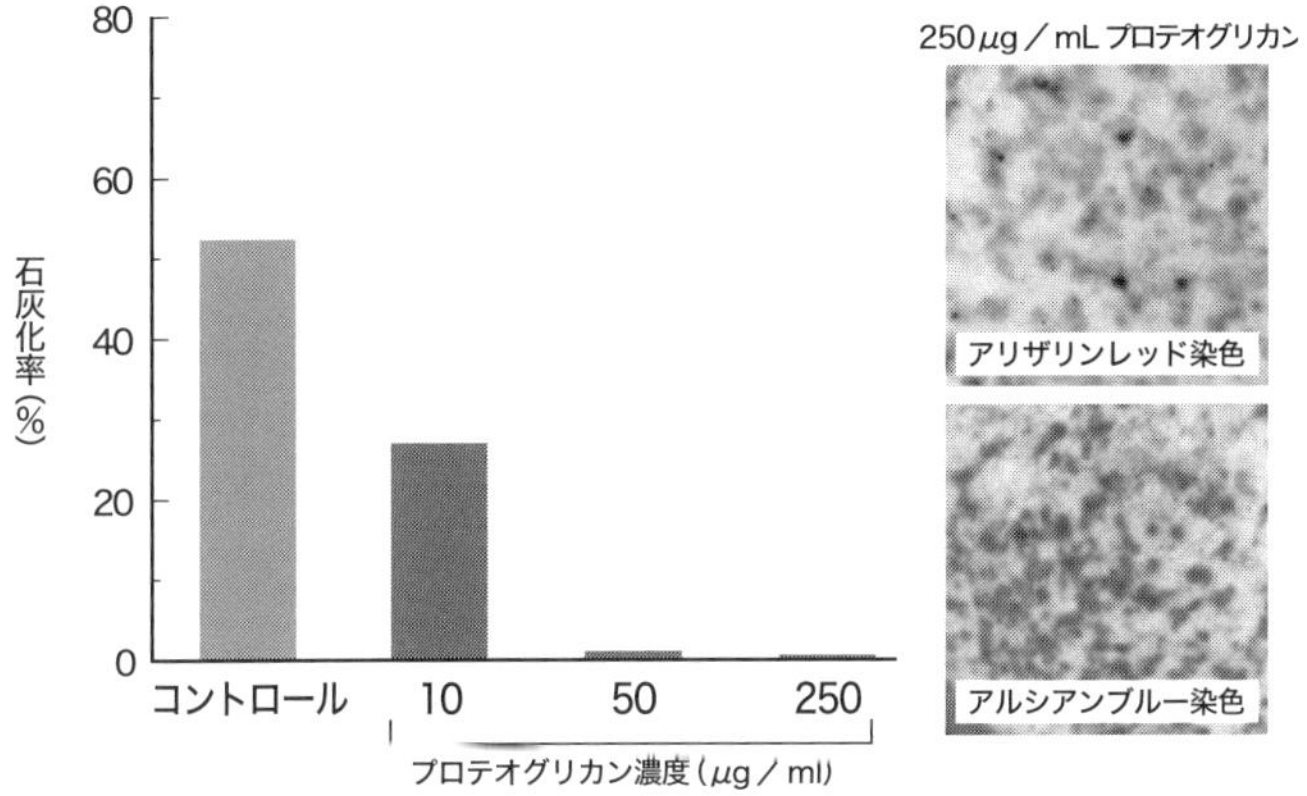

養しました。

培養後、石灰化部位をアリザリンレッドで染色し、染色された部分の割合を算出することで軟骨石灰化抑制作用を解析しました。

前出**図10**の「軟骨多段階分化モデル（軟骨石灰化）」をご覧ください。石灰化した部分は濃い色になっています。

これだけではなかなかわかりにくいので、**図13**のグラフを参照しましょう。コントロールとは何も加えてないものです。プロテオグリカンの濃度が濃いほどに、グラフのバーが低くなっています。250μg／mℓでは、ほとんど石灰化が認められません。画像の上は石灰化を起こした部分を染色したものです

【図14】各試料の軟骨石灰化抑制作用

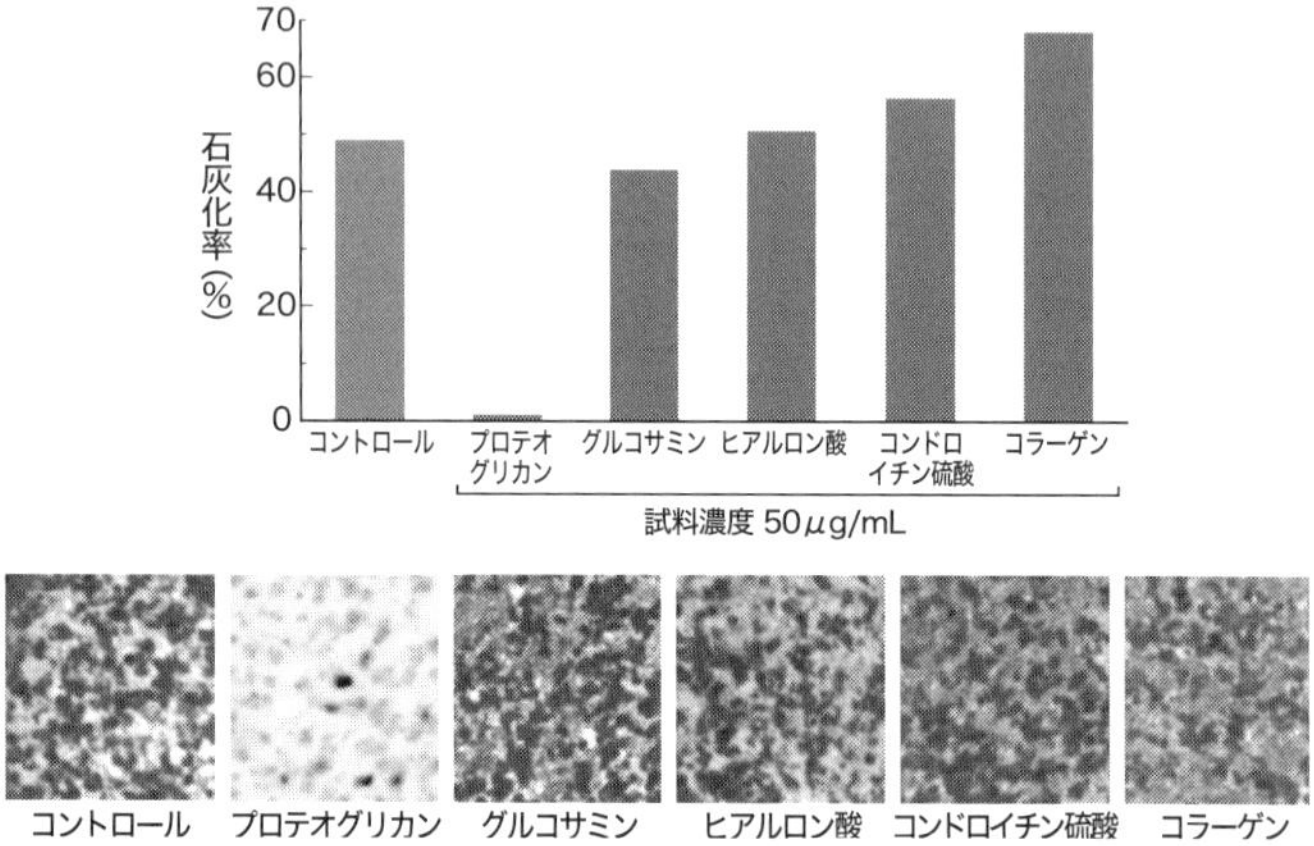

が、染色された部分＝石灰化されたところはごくわずかです。下の画像は軟骨が維持されている部分が濃くなっています。これを見ると、軟骨が維持されているのがわかります。

　では、他と比較するとどうでしょうか。**図14**のグラフは石灰化率を示したものです。コラーゲンは非添加のコントロールと比べても石灰化が著しく進んでいることがわかります。コンドロイチンやヒアルロン酸、グルコサミンも同様で、これらの成分では石灰化が止められないことがわかります。

　それに対してプロテオグリカンはほとんど0に近い数値で、石灰化を抑制する力が強いことを示しています。また、下の写真は石灰化した部分を染色していますが、プロテオグリカン以外は、いずれも濃い色が目立ち、石灰化抑制がほとんど期待できないことがわかります。

この実験結果によって、プロテオグリカンには明らかに軟骨の石灰化を抑制する効果があり、軟骨の維持や関節症の病状改善に有効であることがわかりました。

臨床試験で医師が証明
プロテオグリカンがつらい疼痛を緩和する

軟骨細胞を使った数々の実験が、いずれも素晴らしい結果を残したことから、臨床試験も実施されることになりました。

臨床試験に使用されたプロテオグリカンF（プロテオグリカン含有サケ鼻軟骨抽出物）は、サケ Oncorhynchus keta（Salmonidae）の鼻軟骨から抽出して得られたプロテオグリカンの溶液に、賦形剤を加え乾燥して得られた粉末で、プロテオグリカンを20％以上含みます。

まず第一に関節痛が緩和されるかどうかの実験です。

膝関節症の症状で、なんといってもつらいのは痛みです。軟骨の再生が促進されたり、石灰化が抑制されるということは、痛みも緩和されるのではないかということが考えられます。

臨床試験は、膝関節症の被験者を対象に行われました。それぞれの被験者にカプセル状のプロテオグリカンを服用してもらい、医師によるJOA（日本整形外科学会変形性膝関節症治療成績判定基準）およびJKOM（日本版変形性膝関節症患者機能評価尺度）、さらに、VAS（視覚的アナログ尺度）によって疼痛改善の評価を行いました。

試料は、プロテオグリカンF50㎎（プロテオグリカンとして10㎎）にデキストリン（デンプンを原料として加熱・酵素処理し、消化されにくいデンプン分解物を精製・分離した水溶性食物繊維のこと）を加えたものをカプセルに詰めたものです。

臨床試験の方法は、軽度の膝関節痛のある40~70代の男女12名（平均年齢58・

8歳）の被験者に、プロテオグリカンのカプセルを12週間摂取してもらいます。それぞれの方々には文書にて同意をいただきました。

まず、関節状態の他覚所見（ＪＯＡ）についてです。

ＪＯＡ(Japanese Orthopaedic Association clinical trials response)スコアとは、日本整形外科学会が定めた機能評価基準であり、判定は医師によって行われます。摂取前と摂取4週間後、8週間後、12週間後に、もともと痛みが強かったほうの膝関節について、医師による聞き取り方式の問診が行われ、以下の4項目と、それらの合計スコア（１００点満点）について点数評価しました。

1. 疼痛・歩行能（30点満点）
2. 疼痛・階段昇降能（25点満点）
3. 屈曲角度および強直・高度拘縮（35点満点）
4. 膨張（10点満点）

ＪＯＡの結果をまとめたのが**図15**「プロテオグリカンＦによるＪＯＡの変化」です。疼痛・歩行能、疼痛・階段昇降能、合計スコアのいずれもスコアが上昇し

【図15】プロテオグリカンFによるJOAの変化

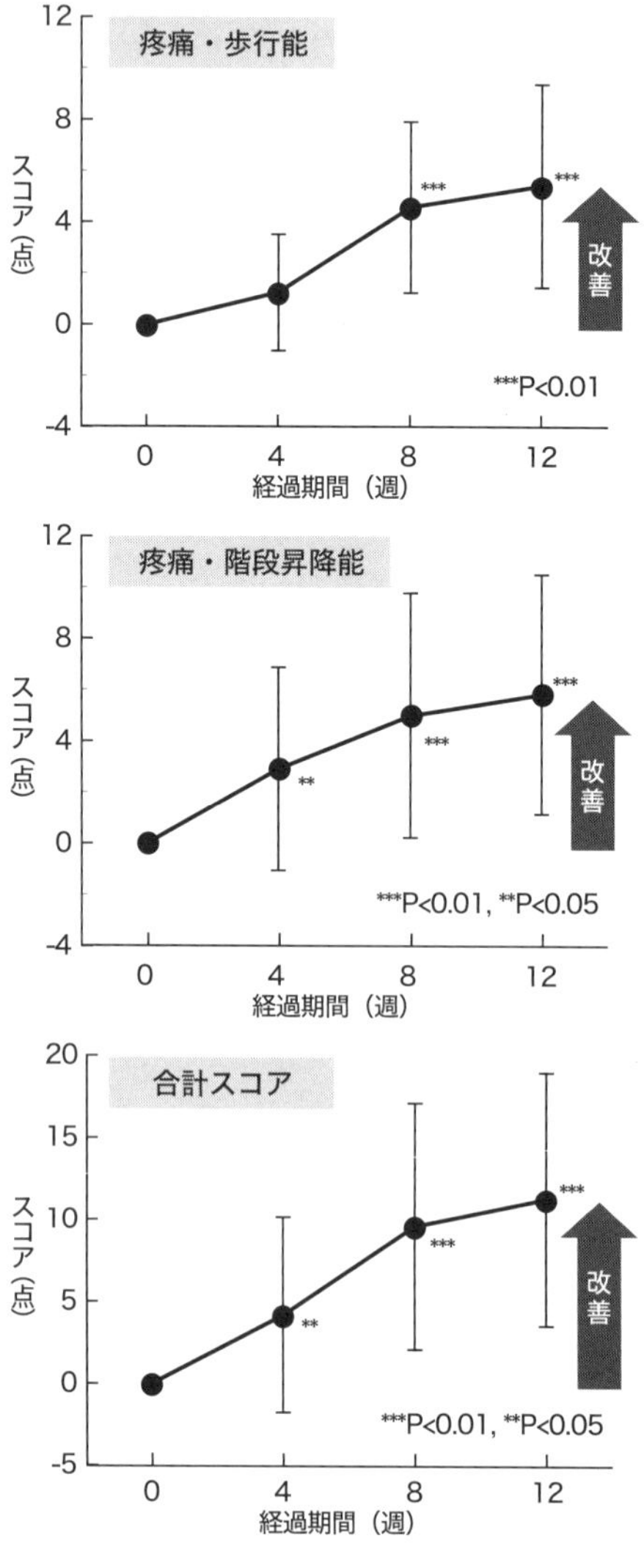

ています。このことは、客観的に見て膝関節の痛みが改善されていることを表しています。

臨床試験で被験者が実感！ 12週間で膝の痛みがなくなった！

では、自覚症状はどうでしょうか。痛みの感覚は人それぞれ異なります。いくら医師が改善されたと客観的な判断を下しても、患者さん本人が痛みがない、楽になったと感じることが重要です。

これは、関節状態の自覚症状（ＪＫＯＭ）を基準に評価をしました。

ＪＫＯＭ（Japanese Knee Osteoarthritis Measure）とは、日本整形外科学会・日本運動器リハビリテーション学会・日本臨床整形外科学会などでも用いられている診断基準で、被験者によるアンケートによって自覚症状を点数化するものです。

被験者には摂取前（0日目）と摂取4週間後、8週間後、12週間後に、以下の項目に回答してもらいました。

Ⅰ．膝の痛みの程度（※ＶＡＳ法）
Ⅱ．膝の痛みやこわばり
Ⅲ．日常生活の状態
Ⅳ．普段の活動など
Ⅴ．健康状態について

この中のⅡ～Ⅴに関する計25問の設問は、それぞれ5択式で回答してもらいました。もっとも良い機能状態の場合は1点、最も重症の機能状態は5点とし、総合点をＪＫＯＭスコア（１２５点満点）としています。

ちなみに「ＶＡＳ法」とは、Visual Analogue Scale の略で、疼痛を数値化するものです。１００㎜スケールを用いて症状が悪い状態を０、これまでに経験した最も激しい痛みを１００とし、現在の痛みがどの程度であるかを被験者が示します。

図16「プロテオグリカンＦによるＪＫＯＭの変化」を見ると「Ⅰ痛みの程度」「Ⅱ痛みやこわばり」に著しい改善が見られます。また、「Ⅲ日常生活の状態」や「Ⅳ

【図16】プロテオグリカンFによるJKOMの変化

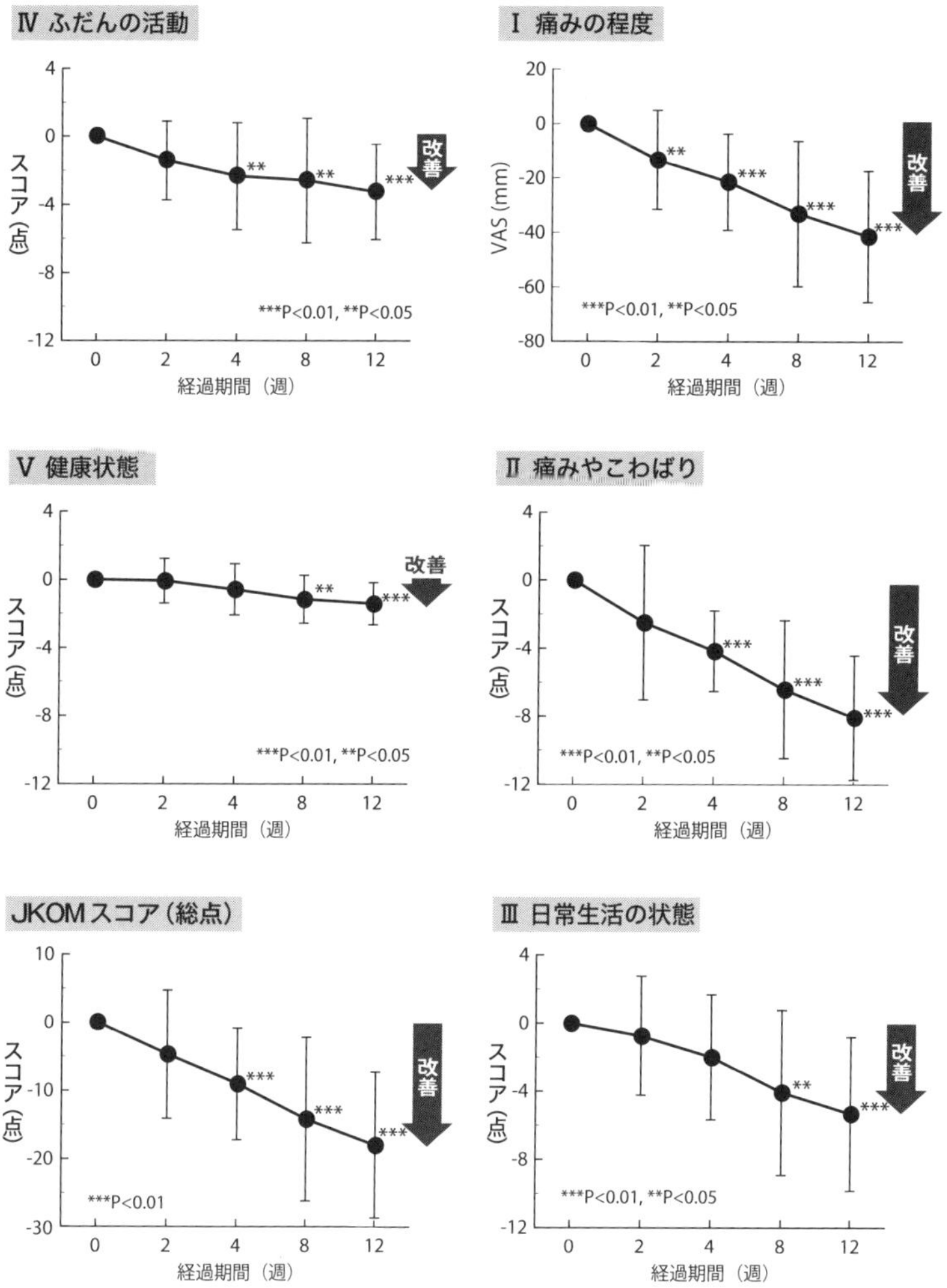

ふだんの活動」にも改善が見られたため、総合的なスコアとしては、かなり改善したという数値になりました。

このことは被験者自身が、関節の状態が良くなっていると自覚していることを表しています。

では、痛みについての自覚症状はどうなったでしょうか。

図17のグラフは、安静時・歩行時、階段などの昇降時について、被験者が痛みをどの程度感じているかを示したものです。

グラフを見てもわかるように、歩行時や昇降時の痛みについては劇的といってよいほどの改善が見られました。また、安静時の痛みも確実に改善されています。

これらの結果から、プロテオグリカンFを服用することによって、膝関節症の痛みを感じにくくなる疼痛緩和効果があることがわかりました。

【図17】プロテオグリカンFによる痛みの程度のVAS変化

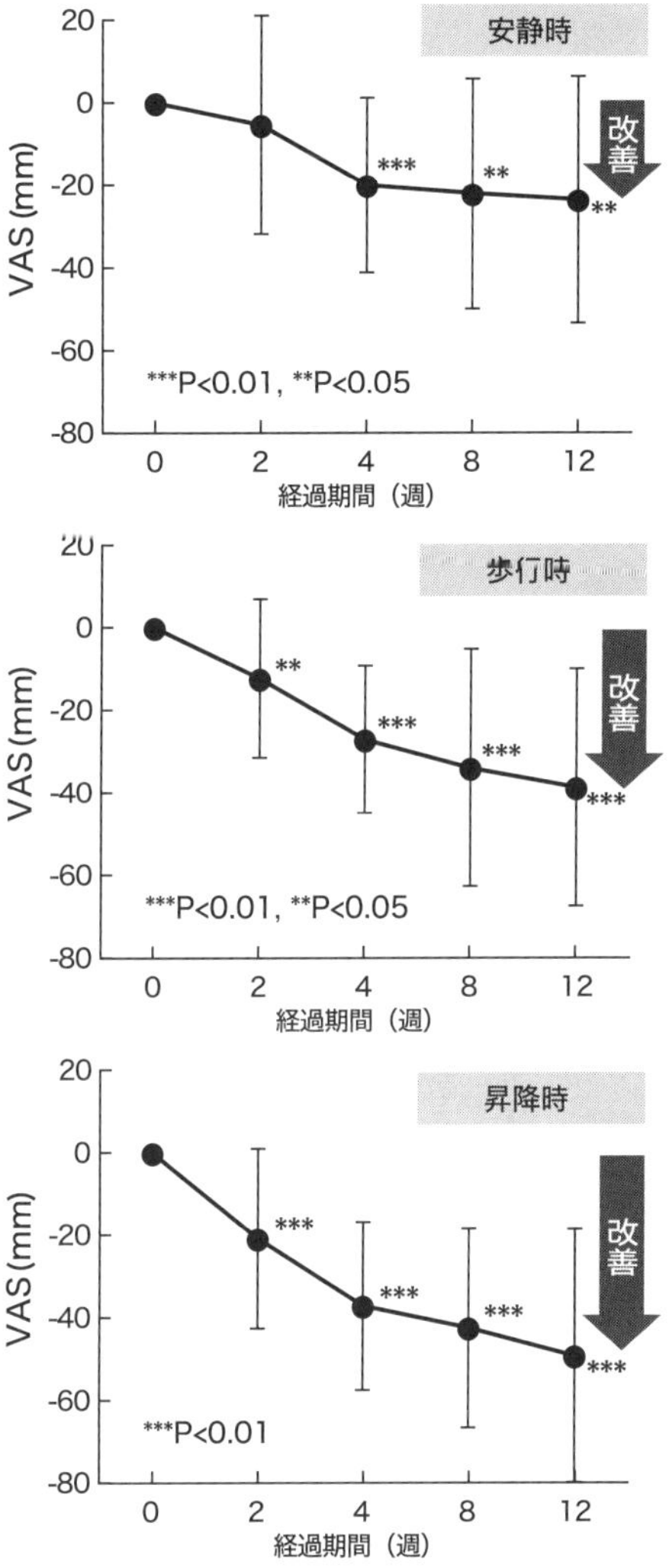

臨床試験で証明
プロテオグリカンが軟骨代謝のバランスを整える！

私たちの体には約60兆もの細胞があるとされています。この細胞は定期的に生まれ変わる代謝という現象によって身体が維持されます。

若い頃は日焼けしてもすぐに元通りになったのは、代謝が活発だからです。加齢と共に皮膚にシミができたり、太りやすくなったり、疲れが取れにくくなるのは、代謝が落ちていくためです。

軟骨細胞も代謝によって分解と合成を繰り返しているわけですが、軟骨の健康は、まさにこの分解と合成のバランスが鍵を握っているのです。

軟骨の代謝状態を表す軟骨代謝の指標として「C2C（Ⅱ型コラゲナーゼ分解ネオエピトープ）」と「CPⅡ（Ⅱ型プロコラーゲンC末端ペプチド）」という2つのマーカーが用いられます。

C2Cは軟骨分解マーカーで、CPⅡが軟骨合成マーカーです。

変形性膝関節症の患者さんは、血清C2C値やC2C/CPⅡ比が、健常者に比べて高いことが報告されています。

つまり、合成と分解のバランスが悪い状態にあるのです。分解ばかりが進んでいて合成がなかなかされない、あるいは、合成ばかりが進んでいて分解されない、このいずれかの状態にあるのです。

プロテオグリカンは、こうした軟骨代謝のアンバランスを改善する効果があるかどうかの臨床試験が行われました。

この臨床試験も、文書によって同意を得た軽度の膝関節痛のある40〜70代の男女12名(平均年齢58・8歳)の被験者に、プロテオグリカンF50㎎(プロテオグリカンとして10㎎)にデキストリンを加えたカプセルを12週間摂取してもらいました。

そして、摂取前(0日目)と摂取4週間後、8週間後、12週間後に採血を行い、血清を調製し、C2CとCPⅡの測定を行いました。

その結果を、まとめたのが**図18・図19・図20**の3つです。

図18はプロテオグリカンの軟骨分解を向上させる「軟骨分解（C2C）向上作用」を、**図19**は軟骨の合成を向上させる「軟骨合成（CPⅡ）向上作用」を、**図20**は軟骨代謝のバランスを改善する「軟骨代謝バランス（C2C／CPⅡ）改善作用」を示しています。

このグラフからわかるように、軟骨分解マーカーであるC2Cと、軟骨合成マーカーであるCPⅡが、いずれも12週間目で有意に増加したことが確認できます。

そして、軟骨代謝バランスについての数値は、12週間後で下がっています。これは分解よりも合成がやや勝っているという、良好なバランスになっていることを示しています。

これらの結果から、プロテオグリカンには軟骨の代謝バランスを整える働きがあることがわかりました。

ついでながら、臨床試験を実施した際に、被験者になんらかの副作用や異常変動は見られませんでした。

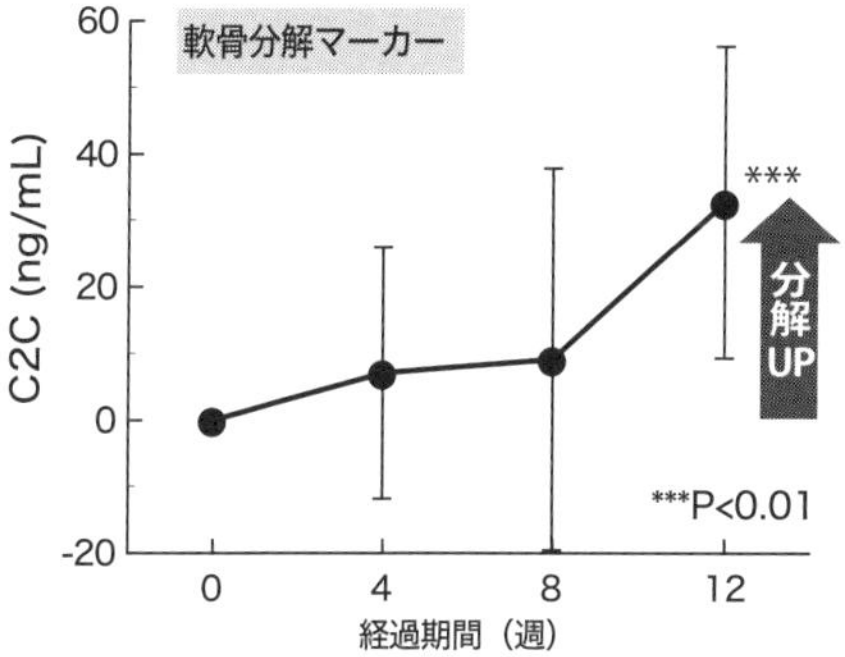

【図18】
プロテオグリカンＦの
軟骨分解向上作用

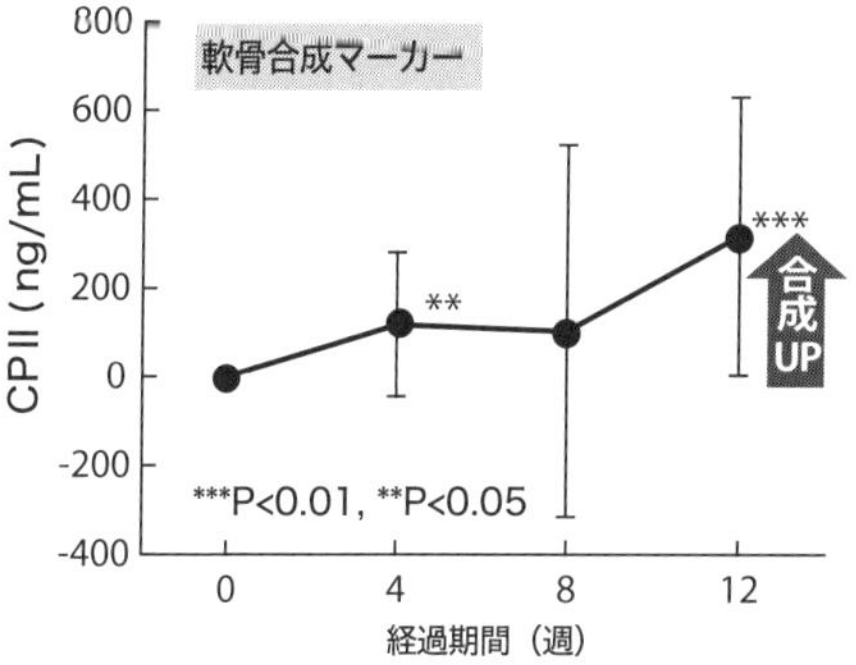

【図19】
プロテオグリカンＦの
軟骨合成向上作用

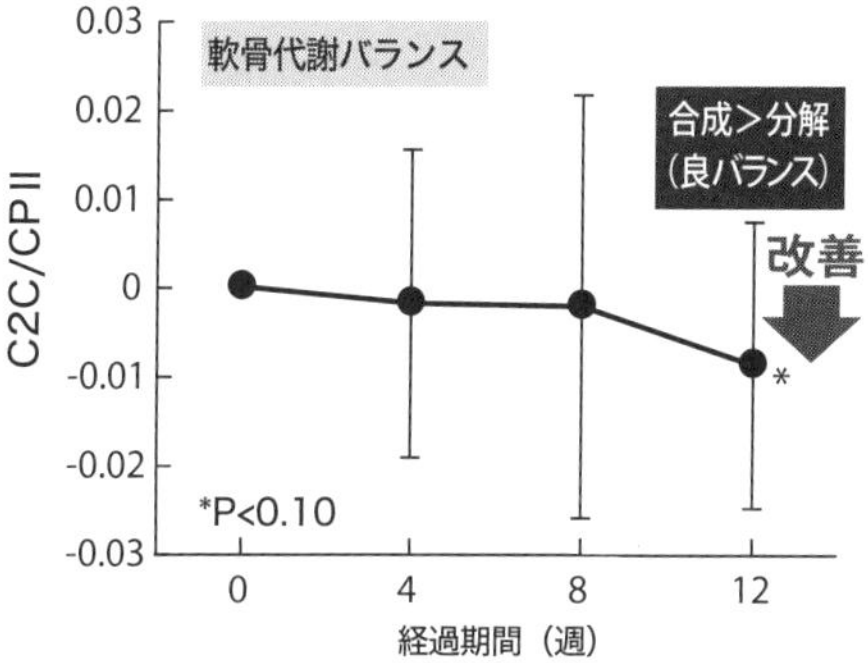

【図20】
プロテオグリカンＦの
軟骨代謝バランス
改善作用

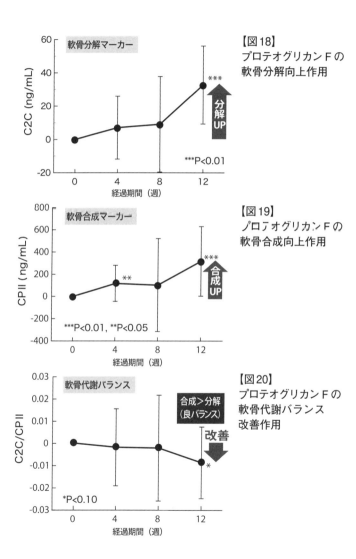

プロテオグリカンは安心して摂取できる素材であるうえ、膝関節症の改善や予防にたいへん有効であるということがいえます。

※ここまでの「関節痛の緩和」と「軟骨代謝の改善」の臨床試験については、以下にて実施および監修していただきました。
・試験実施機関　医療法人社団 快晴会
・試験受託機関　株式会社ＴＴＣ
・試験監修　　　長岡 功（順天堂大学大学院医学研究科　生化学・生体防御学教授）

臨床試験で証明
プロテオグリカンが軟骨代謝を改善する！

軟骨代謝に関する臨床試験は、もうひとつ行われています。

変形性膝関節症の患者さんは、軟骨プロテオグリカン代謝マーカーのＣＳ８４６（アグリカンコンドロイチン硫酸８４６エピトープ）が、健常者に比べて高いといわれています。

C1，2C（Ⅰ、Ⅱ型プロコラーゲンC末端ネオエピトープ）が軟骨分解マーカーとして用いられているほか、C1，2C／CPⅡ比は軟骨代謝マーカーとして医療機関の検査などで用いられています。

こうした関節症のバイオマーカーを指標として、膝関節症のある患者さんを対象に、プロテオグリカンの軟骨代謝に及ぼす影響について、客観的な評価を試みました。

試料はこれまでと同じくプロテオグリカンF50㎎にデキストリンを加えたカプセル（プロテオグリカンとして10㎎）、これを40～70代の男女12名（平均年齢58・8歳）の被験者に12週間にわたって摂取してもらいました。

また、これまでと同様、摂取前（0日目）、摂取4週間後、8週間後、12週間後に採血をして血清を調製し、測定をしています。

なお、数値は摂取前（0日目）の値をベースラインとして、各試験日の数値より摂取前の数値を減じたものを用いて標準偏差にしてあります。

まず**図21**「軟骨プロテオグリカン代謝マーカー」は、数値が低いほど軟骨プロテオグリカンが維持されたことを示しています。

飲み始めて4週間で急に数値が減り、その後は一定のレベルを保っています。このことは軟骨の中に含まれる軟骨プロテオグリカンが維持されていることを示しています。

図22「軟骨分解マーカー」は、数値が高いほど軟骨分解能力がアップしたことを示します。これも12週間で格段に改善しました。

図23「軟骨代謝バランス」は、分解と合成のバランスがどのようになっているかを示すもので、数値が減少するほど代謝バランスが改善されたことを示します。

これも12週間でおおむね改善が見られました。

この臨床結果から、プロテオグリカンFは膝軟骨に存在する軟骨プロテオグリカンを維持するとともに、軟骨代謝を改善する効果があることがわかりました。

つまり、私たちの膝軟骨に存在し、加齢とともに失われる軟骨プロテオグリカンが、維持されるということです。

この臨床試験が膝関節症で悩む人を対象に行っていることを思えば、プロテオ

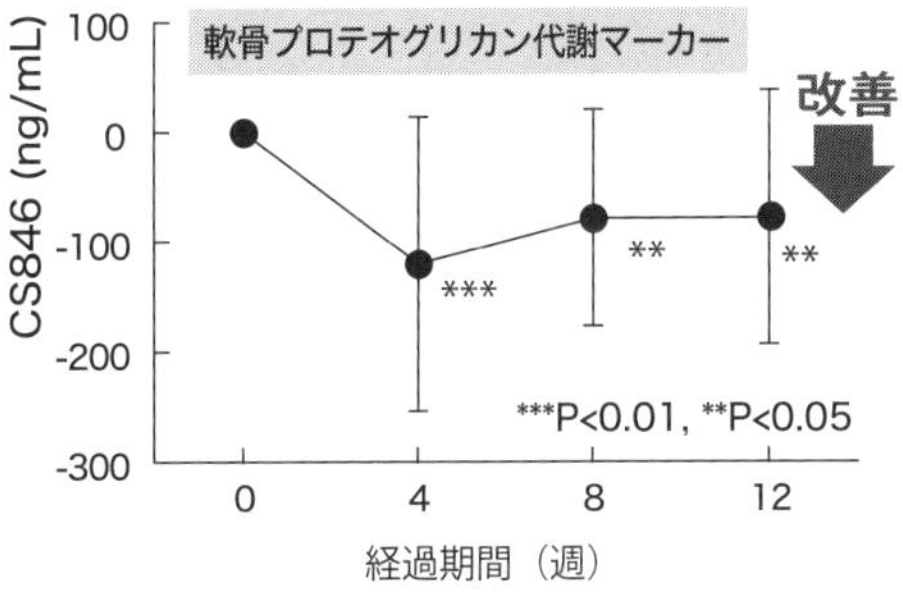

【図21】
プロテオグリカンFの
軟骨プロテオグリカン
維持作用

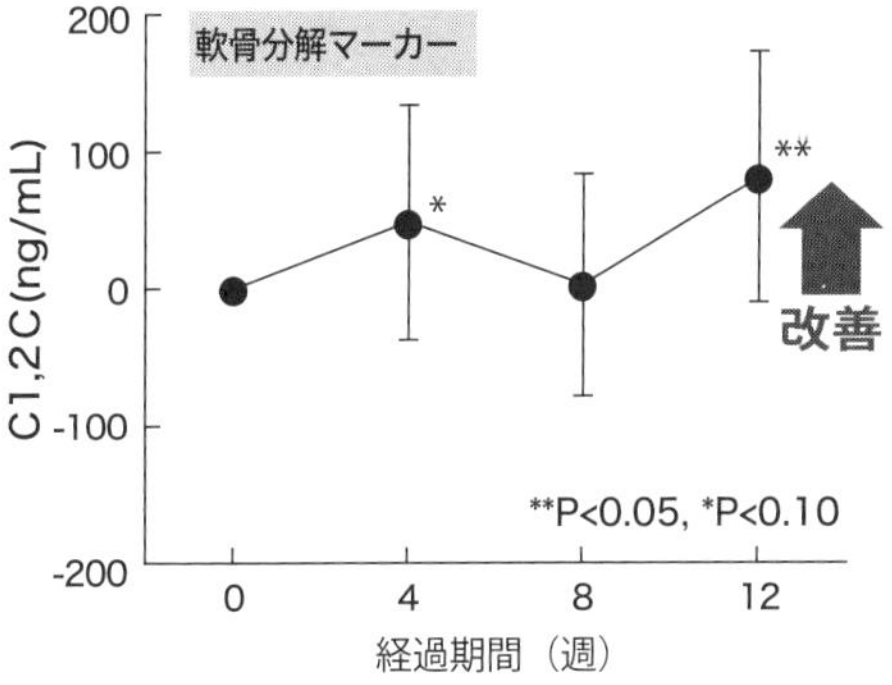

【図22】
プロテオグリカンFの
軟骨分解向上作用

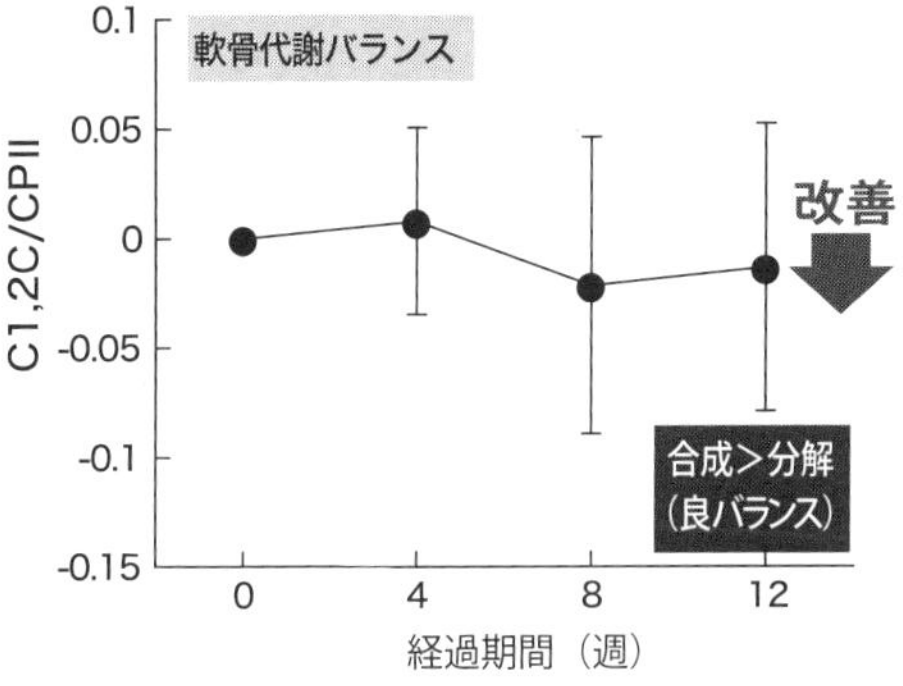

【図23】
プロテオグリカンFの
代謝バランス改善作用

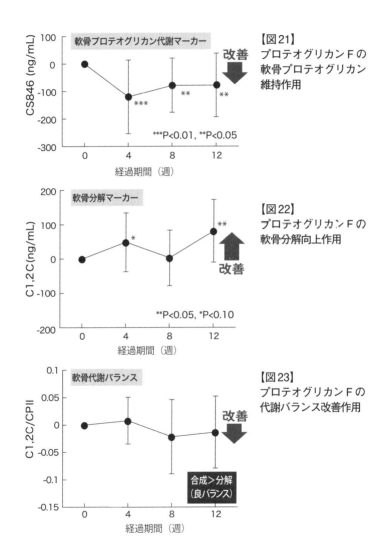

グリカンFは膝関節症の改善にたいへん有効であることがわかります。

ちなみに、経口摂取したサケ軟骨を原料としたプロテオグリカンFが、どのようにして私たちの軟骨プロテオグリカンを維持したのかはまだよくわかっていません。

今後、さらに研究が進む中で、さらに驚きのデータが出てくる可能性がありま す。

ヒト臨床試験で確認。プロテオグリカンが軟骨の分解作用を抑制する

膝関節に不快感を持つ被験者（健常者）を対象に、プロテオグリカンの軟骨代謝に及ぼす影響を調べる実験が行われました。

対象者：膝関節に不快感を有する30〜70代の健常者男女60名（平均年齢52・4歳）。

試料：プロテオグリカンＦ50㎎（プロテグリカンとして10㎎）。プラセボとしてデキストリン。

試験方法：ランダム化二重盲検プラセボ対照並行群間比較試験

被験者にプロテオグリカン、あるいはプラセボのいずれかを1日1カプセル、16週間、食間に摂取してもらい、摂取前（0日目）と摂取12週間後、および16週間後に採血し、Ⅱ型コラーゲン分解マーカーとⅡ型コラーゲン合成マーカーで、軟骨代謝に対する影響を検討しました。

結果は被験者Ａ、Ｂ2つのタイプごとにグラフ化されました。

A、関節状態の自覚症状が高めの方男女 41 名の結果

軟骨分解マーカー

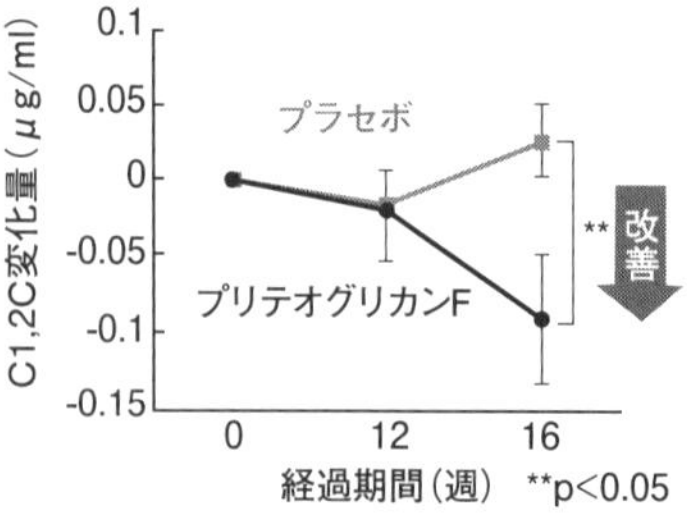

軟骨分解抑制作用

数値が減少するほど分解が
抑制されたといえます

軟骨代謝バランス

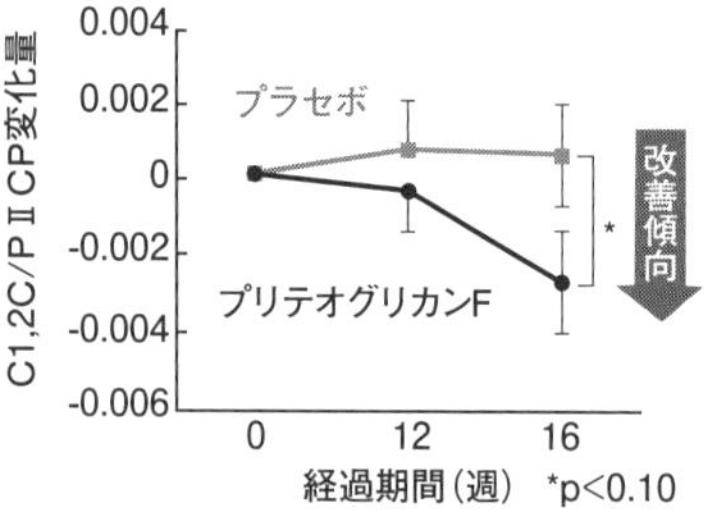

軟骨分解抑制作用

数値が減少するほど分解が
抑制されたといえます

B、関節痛の自覚症状がわずかでもある方男女 30 名

軟骨分解マーカー

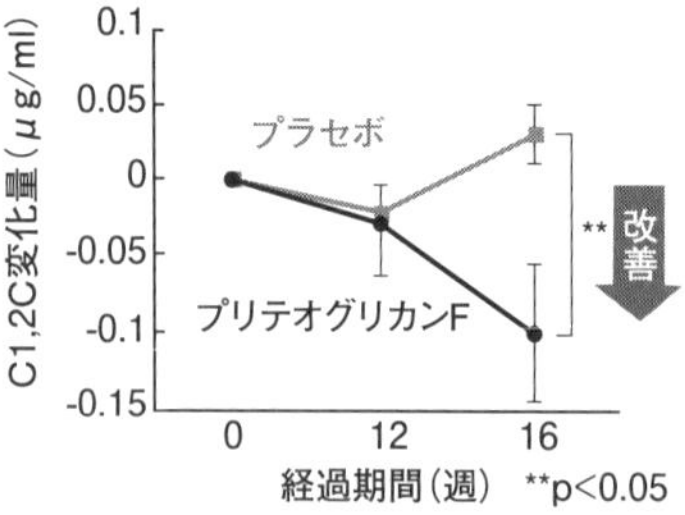

軟骨分解抑制作用

数値が減少するほど分解が
抑制されたといえます

軟骨代謝バランス

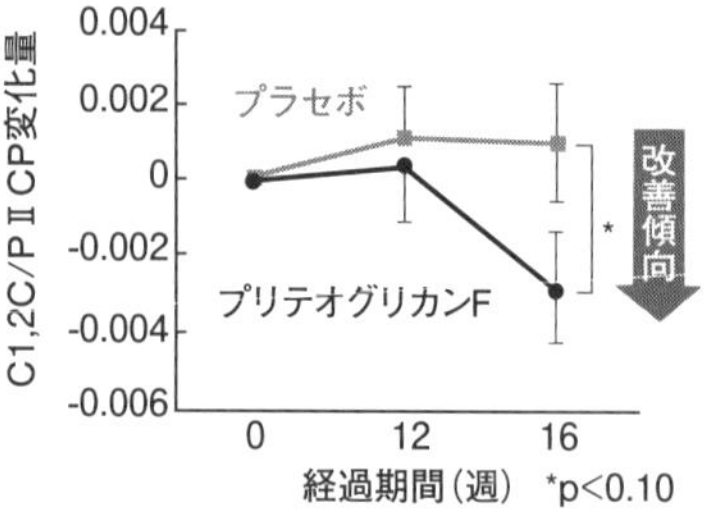

軟骨分解抑制作用

数値が減少するほど分解が
抑制されたといえます

結果　プロテオグリカンFの軟骨分解抑制作用、軟骨代謝バランス改善作用が確認されました。A関節状態の自覚症状が高めの方、B関節痛の自覚症状がわずかでもある方の両方にあてはまりました。結果、プロテオグリカンFには、軟骨分解を抑制し、軟骨代謝を改善する効果が期待できることがわかりました。

試験実施医療機関　医療法人社団桜緑会　八重洲さくら通りクリニック
開発業務受託機関　株式会社ＴＴＣ
試験監修医師　長岡　功（順天堂大学大学院　医学研究科　生化学　生体防御科教授）
朝長　昭仁（医療法人社団快晴会　田奈整形外科・外科院長）

臨床試験の結果、被験者の2/3がプロテオグリカンを支持

これらの臨床試験は、膝関節症の患者さんである被験者に対して行われました。臨床試験後にアンケートを実施し、プロテオグリカンFを摂取した所見をまとめたところ、ほとんどの方が、今後もプロテオグリカンFをとり続けたいと実感していることがわかりました。

図24にあるように、12人中、実に8名が、「今後も飲み続けたいと思う」「販売されていた場合、購入したいと思う」と答えているのです。

また、自由回答を行ったところ、以下のような感想がありました。

＊膝の違和感を感じないでいられる時間が増えた（40代男性）

＊膝の痛みがまったくなくなった。階段の上り下りが手すりなしでできるようになった（50代女性）

＊顔色が良くなった（50代女性）

【図24】臨床試験後のアンケート調査

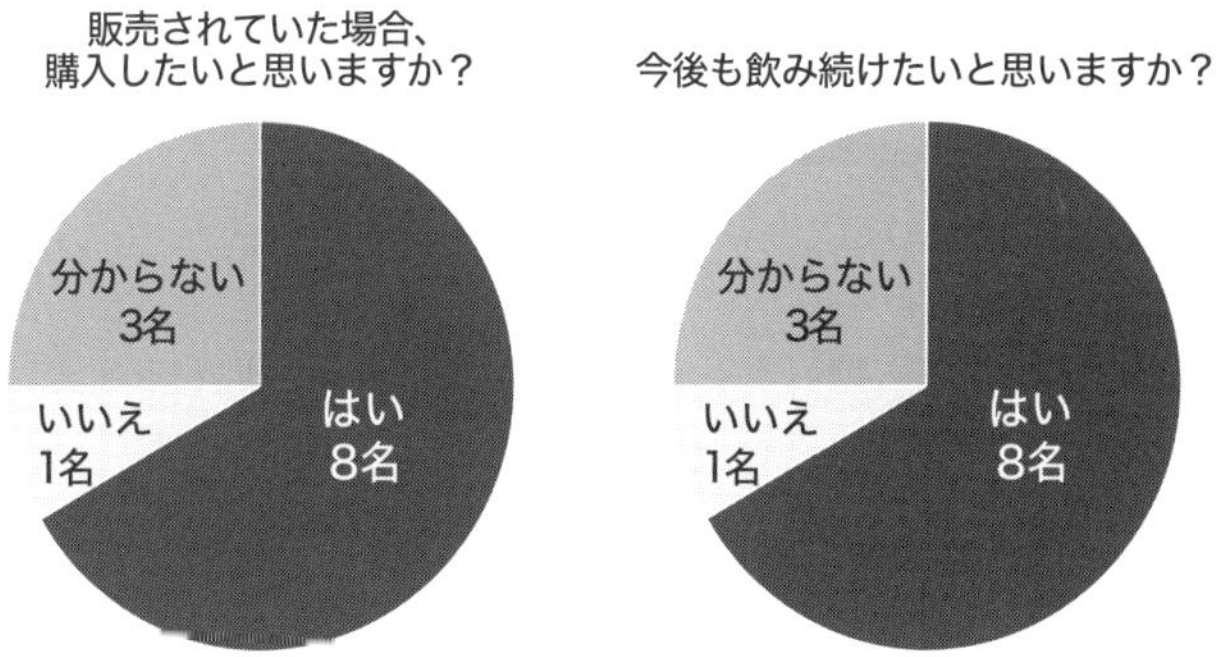

＊飲み始めてから膝が楽になるのが感じられ、正座もできるようになった（50代女性）

＊膝の痛みが軽減し、歩行が楽になった（60代男性）

＊気がつくと階段の上り下りが楽になった。また、しゃがんで立ち上がるときの痛みが気にならなくなった（50代女性）

＊見上げるほどの階段でも上り下りするのが大丈夫だった（70代女性）

細胞が若返る？　見逃せないEGF様作用

プロテオグリカンの研究は現在も進められており、次々と新たな効能が発見されています。まさに未知なる可能性が秘められた奇跡の新成分といえるでしょう。

プロテオグリカンの効能の中でも、注目株のひとつが「EGF様作用」です。EGF（Epidermal Growth Factor）は「上皮細胞増殖（成長）因子」と呼ばれており、細胞の成長と増殖の調整に重要な役割を果たしています。また、EGFには線維芽細胞のヒアルロン酸の合成と沈着を促進させることがわかっています。

「上皮」という言葉がついていることから、皮膚など表面的な部分の細胞にだけ関わっているように受け止められがちですが、皮膚のみならず全身の細胞の成長および増殖を担っているのです。つまり、EGFは軟骨細胞とも当然ながら密接な関係にあるというわけです。

このEGFは加齢と共に減少してしまいます。

怪我をしたところが、年を取ると治りにくくなったという経験のある人は少なくないと思いますが、これもEGFが関係しているためです。EGFが減少することによって、細胞の再生能力が低下してしまうのです。

このEGFとよく似た働きをするEGF様領域が、プロテオグリカンのコアタンパク質に存在しています。

プロテオグリカンはEGFと同じ働きをするのではないかと予測し、実験を行ったところ、弘前大学の中村敏也教授らによって、サケ鼻軟骨由来プロテオグリカンにEGF様作用のあることが確認されました。

いくつかの実験が行われていますが、その中のひとつが、ヒト線維芽細胞を0・1%サケ鼻軟骨由来プロテオグリカンの存在下、または、非存在下で培養し、ヒアルロン酸合成量を調べたのです。

その結果、サケ鼻軟骨由来プロテオグリカンの存在下では、ヒアルロン酸蓄積部位が増えているのがわかりました。このことは、サケ鼻軟骨由来プロテオグリカンが、ヒト線維細胞におけるヒアルロン酸蓄積量を増加させることを表しています。

つまり、プロテオグリカンのEGF様作用によって軟骨細胞が増殖することが予測されるのです。

軟骨はレントゲンを撮っても写らないため、実際に軟骨が増えたかどうかを目で確かめることはなかなかできません。そのため「軟骨細胞が増えた」と断言することは難しいのですが、これまでの実験や臨床結果から推察すると、軟骨細胞が増殖していることは十分に考えられます。

加齢と共に代謝が悪化し、細胞の衰えがさまざまな弊害をもたらしてしまいますが、プロテオグリカンはブレーキをかける役割を果たすことが可能だといえるでしょう。

細胞のアンチエイジング、軟骨の若返りという、エイジングケアへの限りない可能性を握っているのがプロテオグリカンなのです。

プロテオグリカンは生物の基盤的な組織成分のひとつ

しかし、なぜサケ鼻軟骨から抽出・精製したプロテオグリカンが、人間の細胞において良い作用をもたらすのでしょうか。

これについて弘前大学の中村教授は、プロテオグリカンが魚類から哺乳類に至るまで、細胞に共通して存在する、生物の基盤を成すような組織成分であるというところに謎を解く鍵があるのではないかと考えているということです。

つまり、どの動物の細胞の中でも普遍的・基本的に生命の構造を維持する成分がプロテオグリカンであり、それゆえに体内に取り入れると、何らかの良い反応があるのではないかということです。

プロテオグリカンがＥＧＦとよく似た作用をもたらすのも、そのためだと考えられます。細胞の蘇り因子であるＥＧＦと同じ作用をもたらすプロテオグリカンは、超高齢化社会において、ますます需要が高くなることが予想されます。

免疫のバランスを調整してリウマチを改善する

プロテオグリカンは現在も研究が進められており、実に様々な効能があることが解明されてきています。

そのひとつが免疫機能に対する働きです。特に炎症を起こす免疫細胞の働きが抑制されるということがわかりました。

風邪をひくと鼻水が出たり、喉が痛くなったり熱が出たりします。これは体内にウイルスや異物など外敵に対する体の免疫反応のひとつで、免疫細胞から分泌されるサイトカインという炎症性の物質が関係しています。炎症性物質の分泌が適量であれば良いのですが、何らかの事情で過剰に分泌されると、自分の組織や細胞を傷つけてしまいます。

炎症を引き起こす免疫システムそのものは悪いわけではないのですが、あくまで過剰になると良くないのです。

自己免疫疾患であるリウマチは、まさに炎症系免疫の過剰な働きによって起きています。いわば免疫システムの暴走といっていいでしょう。

リウマチを根本的にコントロールし、改善するためには免疫システムにアプローチし、暴走した状態を抑制し、バランスを整える必要があります。

プロテオグリカンは、まさにそうした役割を果たしてくれます。炎症性免疫システムのバランスを整えて、炎症が原因で起きる活性酸素の発生を抑制し、炎症を抑える働きがあるのです。

弘前大学の実験では、マウスに関節リウマチを発症させる物質を注射。注射をした日（発症前）から48日間、毎日2㎎のプロテオグリカンを飲ませたところ、飲ませなかったマウスにくらべて手足の関節の赤みや腫れが抑えられました。関節の骨や筋肉などの組織の状態も、炎症のないマウスに近い状態に保たれました。細胞を調べると、プロテオグリカンが炎症を起こす要因となるタンパク質サイトカインの産出を抑え、症状を緩和していたのです。

リウマチに伴う関節の炎症を抑えると同時に、炎症によってダメージを受けた部分の修復が行われます。さらに、免疫システムのバランスを整えることによって、リウマチそのものが徐々に改善されていくというわけです。この実験は新聞でも報道されました（図25）。

また、変形性膝関節症に対する有効性で述べたように、痛みそのものを軽減する力も持っています。リウマチのつらい痛みからも解放されることは、多くの患者さんにとって朗報ではないでしょうか。

リウマチの根本的な治療が確立していないだけに、プロテオグリカンには大きな期待が寄せられています。将来的には治療薬としての活用も視野に入れつつ、さらなる研究が重ねられています。

ここで2014年、弘前大学医学部で中根明夫博士らによって行われた動物実験をご紹介しましょう。

郵便はがき

料金受取人払郵便

神田局承認

7469

差出有効期間
2021年
8月31日まで

切手不要

101-8796

528

東京都千代田区神田
東松下町28番地 エクセル神田6階
㈱脳内美人 行

プロテオグリカン含有の機能性食品の
お問合せは、本状もしくは
電話・FAX・e-mailでお願いいたします。

㈱脳内美人
TEL:0120-955-546(通話料無料)
受付時間/平日9時～18時
FAX:0120-955-893／e-mail:info@nounai-bijin.com
http://www.nounai-bijin.com

脳内美人 検索

ご記入いただいたご連絡先に弊社の各種ご案内を
お送りすることがございます。

ご連絡票

□資料送付希望（プロテオグリカン含有機能性食品）

ふりがな

氏名

男・女

年齢

歳

〒　　　－

住所

電話番号　　　－　　　－

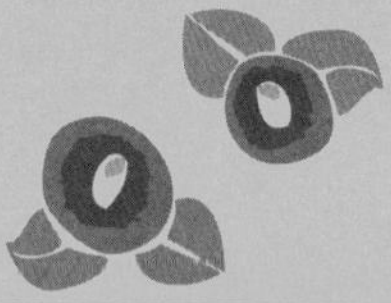

機能性素材プロテオグリカン

関節リウマチ緩和

弘大、マウス実験で発見

機能性素材として美容・健康分野で注目されるサケ鼻軟骨由来の糖タンパク質「プロテオグリカン（PG）」の効能を研究している弘前大学大学院医学研究科感染生体防御学講座は、PGが関節リウマチの症状緩和に効果があることをマウスの実験で突き止めた。

同大のこれまでのマウスを使った研究で、多発性硬化症や炎症性腸疾患にも症状緩和効果が認められており、同講座の中根明夫教授（副学長）は「PGを飲むことで、全身の炎症を和らげる効果があると考えられる。生体に由来し副作用がないので、広く一般の人に使ってもらえるように研究を進めていきたい」と話している。

関節リウマチは、病原体から体を守るリンパ球などの免疫細胞が異常に活性化し、自分の体を攻撃する自己免疫疾患。関節の滑膜が攻撃されることで炎症が起こり、手指や膝など全身の関節に腫れや痛みが生じる。

実験では、マウスに関節リウマチを発症させる物質を注射。注射をした日（発症前）から48日間、毎日2ミリグラムのPGを飲ませたところ、飲ませなかったマウスに比べて手足の関節の赤みや腫れが抑えられた。関節の骨や筋肉などの組織の状態も、炎症のないマウスに近い状態に保たれた。

細胞を調べると、PGが炎症を起こす要因となるタンパク質サイトカインの産出を抑え、症状を緩和していた。メカニズムは解析中だが、PGが腸管を刺激することで腸内細菌の生態系が変わり、全身の免疫に作用すると考えられるという。

中根教授は「PGの作用は緩やかで、病気を完全に治療できるものではない」とした上で、「日ごろからPGを取り入れることで、疾患の予防や症状軽減に役立てられるのでは」と話している。

研究は、文部科学省の地域イノベーション戦略支援プログラムに選定された事業の一環。1月に同大で開かれた弘前医学会で、同講座の吉村小百合機関研究員が研究成果を発表した。

（大友麻紗子）

【図25】東奥日報 2013年2月7日 夕刊

プロテオグリカンによる関節リウマチの発症、症状、炎症の抑制

実験に使われたのは、Ⅱ型コラーゲンによって関節リウマチを発症するよう誘導されたマウス（関節炎モデルマウス）です。Ⅱ型コラーゲンは関節に多く存在し、これが免疫細胞の攻撃の標的となって関節リウマチを発症します。

実験ではこの関節炎モデルマウスを2グループに分け、一方には生理食塩水にプロテオグリカン加えたものを毎日2mg経口投与（プロテオグリカン投与群●）し、もう一方には生理食塩水のみ（プロテオグリカン非投与群▲）を投与します。比較対照群として関節リウマチにならないマウス（対照群◇）も同時に観察します。

グラフ①は関節炎発症率を表しています。26日目から関節炎を発症するマウスが現れますが、プロテオグリカン投与群と非投与群ではあまり差がありません。しかし36日目くらいから差が出始め、45日目以降は有意差が見られます。

グラフ①

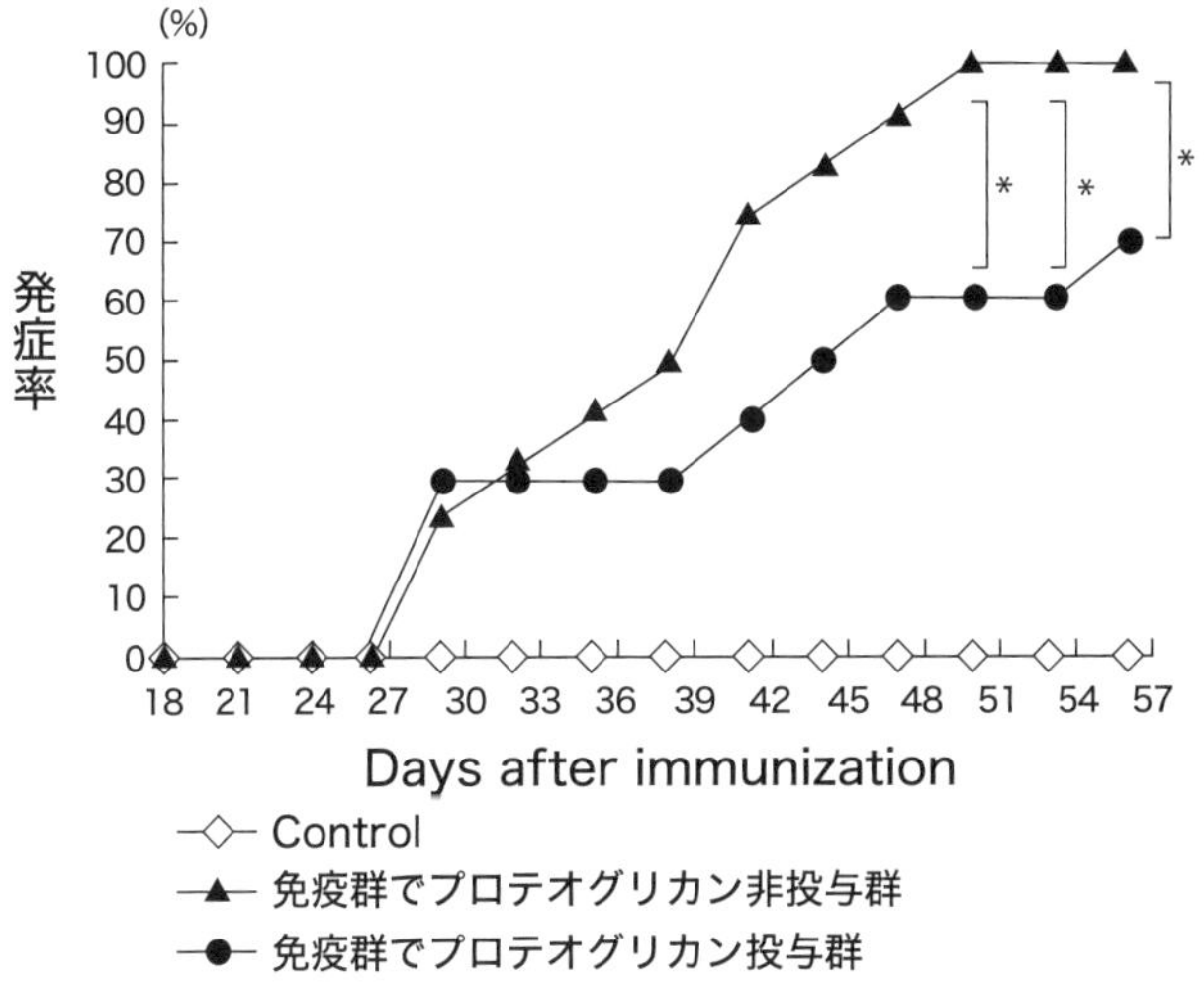
(%)
100
90
80
70
60
50
40
30
20
10
0
発症率
*
*
*
18 21 24 27 30 33 36 39 42 45 48 51 54 57
Days after immunization
Control
免疫群でプロテオグリカン非投与群
免疫群でプロテオグリカン投与群

グラフ②

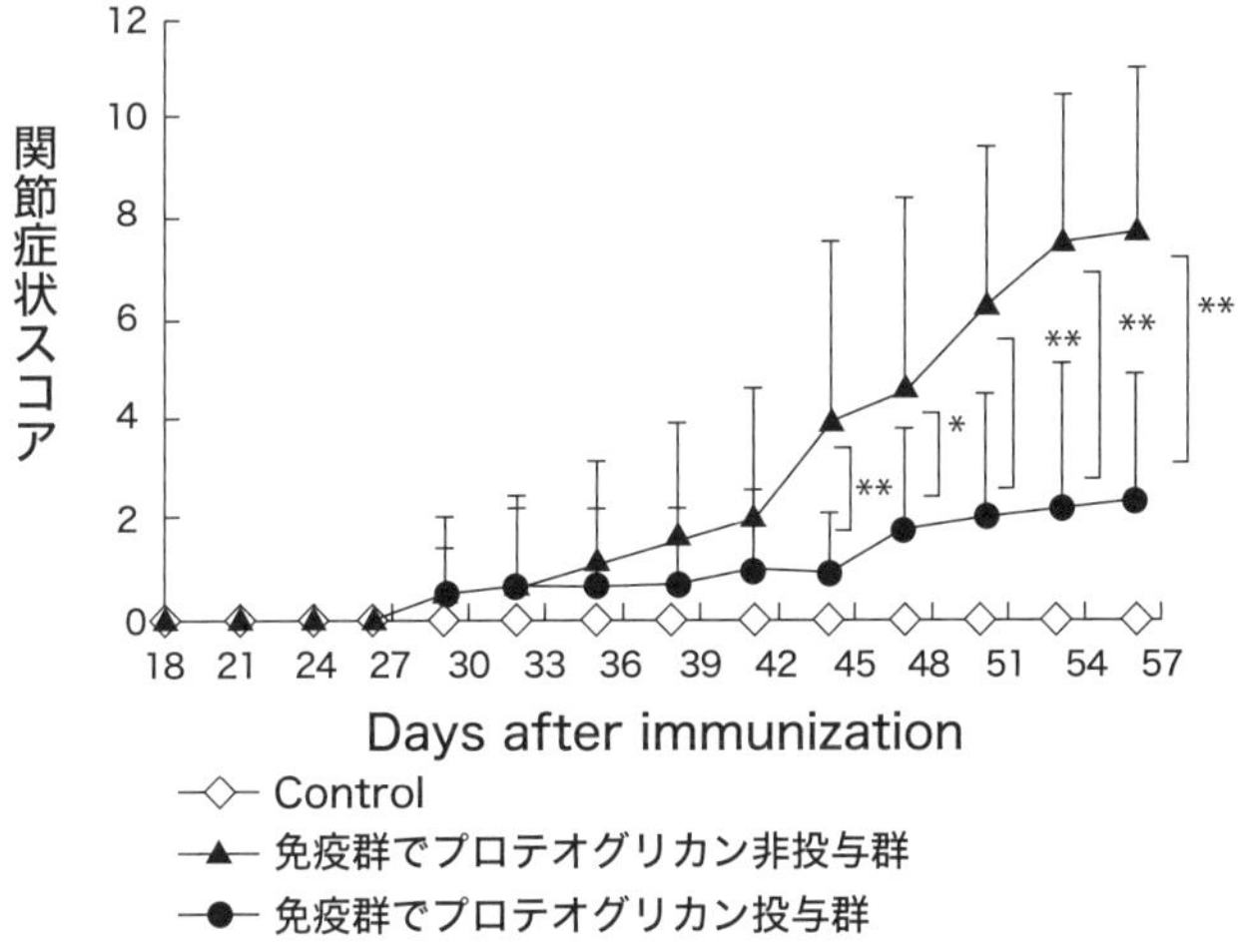
12
10
8
6
4
2
0
関節症状スコア
**
*
**
**
**
18 21 24 27 30 33 36 39 42 45 48 51 54 57
Days after immunization
Control
免疫群でプロテオグリカン非投与群
免疫群でプロテオグリカン投与群

グラフ③

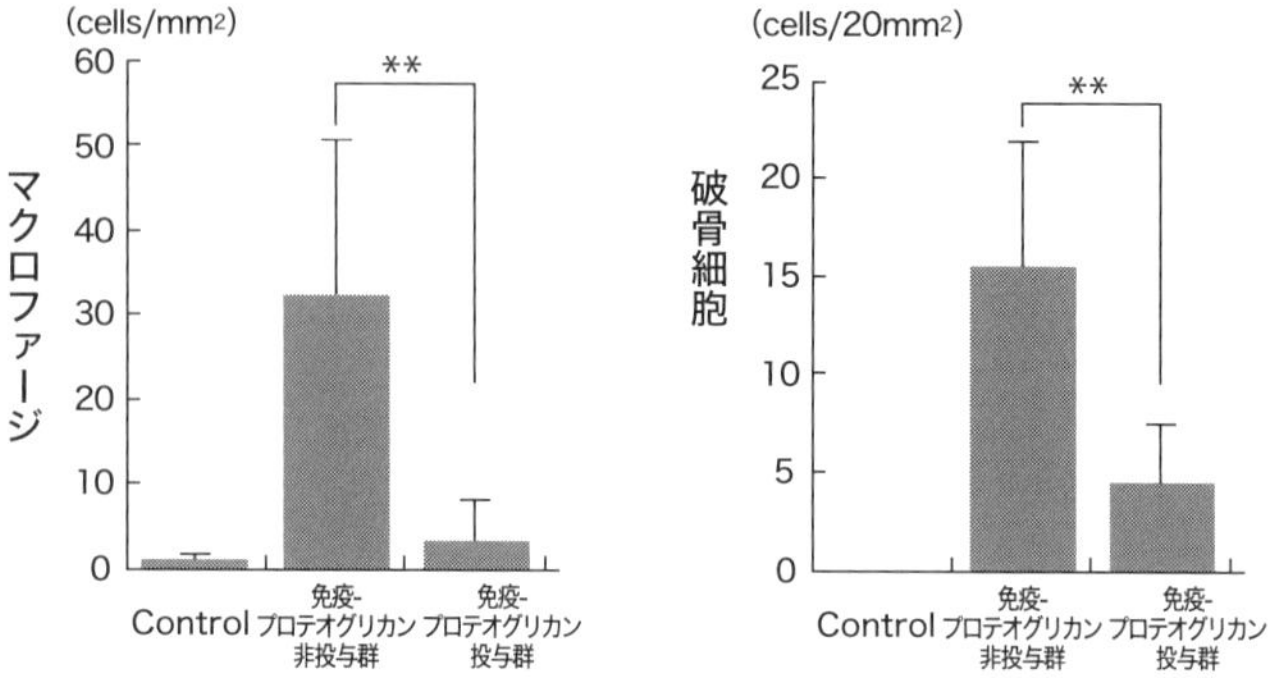

57日の観察終了時、プロテオグリカン非投与群は100%関節炎を発症。投与群は70%が発症し、30%は発症しませんでした。

グラフ②は、同実験におけるマウスの関節炎症状を、四肢の発赤、腫脹（はれ）などでスコアにしたものです。関節炎発症と同様に、発症時においてプロテオグリカン投与群と非投与群には差はありませんが、45日以降は有意差が見られます。

また関節炎における炎症を観察する

ために、実験終了後のマウスの関節組織の切片を染色し、炎症性細胞のマクロファージの浸潤と、破骨細胞（骨を壊す細胞）の蓄積を比較したのが**グラフ③**です。いずれもプロテオグリカン投与群が非投与群よりはるかに低くなっているのがわかります。

以上の結果からプロテオグリカンは、関節炎の発症と症状を抑制し、炎症を抑える効果が期待できることがわかりました。

（出典：中根明夫ら、関節炎におけるプロテオグリカンの抑制効果〈２０１４〉）

第4章

プロテオグリカンと相乗効果！その他の期待できる成分と働きを徹底解剖

相乗効果で関節の悩みにアプローチ！

ここまで関節に対する有効成分として最も注目されるプロテオグリカンについてお話ししてきました。

昨今では、様々な研究からプロテオグリカン以外に6つの有効成分が注目されています。これら6つの有効成分を同時に摂取すれば、それぞれの成分が互いを補い合い、相乗効果が生まれるということです。

プロテオグリカン単独でも膝の悩みを解決することは可能ですが、関節に有効な他の成分も組み合わせることによって、その力がさらに強化されるのです。

関節に有効とされる成分には、アーティチョーク葉エキス、N―アセチルグルコサミン、サメ軟骨抽出物（コンドロイチン40％含有）、非変性Ⅱ型コラーゲン、ヒアルロン酸、MSMが含まれています。

プロテオグリカンを含むと合計7つの成分が互いに協力し合うことによって、お互いの能力をさらに発揮するのです。

本章ではプロテオグリカン以外の有効成分について説明します。いずれも画期的な成分ですが、特にアーティチョーク葉エキスはプロテオグリカンFとタッグを組んで素晴らしい効果を発揮するため、多少、詳しく述べておくことにしましょう。

アーティチョーク葉エキス

アーティチョークはキク科の多年草で、地中海沿岸およびアフリカ北部原産の植物です。フランス料理で使われるため、日本でもおなじみになりました。

料理で使われるのは、つぼみの花柄の部分にある、多肉質の花床と苞葉です。古くから脂肪やアルコールの代謝を助ける植物として料理や酒のつまみになってきましたが、近年、葉に含まれるシナリンという成分が肝機能改善作用や血中コレステロールを低下させる作用があることが報告され、現在では薬用植物として注目を集めています。

アーティチョークには、シナリンの他、クロロゲン酸やカフェ酸など様々な成分が含まれていますが、特にシナロピクリンは有効成分であることが確認されています（2005日本薬学会）。

このシナロピクリンが関節において、軟骨の分解を防いでいることがわかりました。

変形性膝関節症などで、関節に炎症が起きてしまうと、NF-kBという因子が信号を発し、軟骨分解スイッチ（HIF2A）が活性化、プロテオグリカン分解酵素とⅡ型コラーゲン分解酵素が働き出して、両者の生成を阻止してしまいます。

同時に軟骨合成スイッチ（SOX9）がオフになってしまい、軟骨を合成する因子のプロテオグリカンが低下します。

こうした、いわばダブルパンチを受けることによって軟骨が破壊されてしまうのです。

では、なぜシナロピクリンが軟骨の分解を防ぐのでしょうか。

【図26】アーティチョーク葉エキスの関節における訴求点

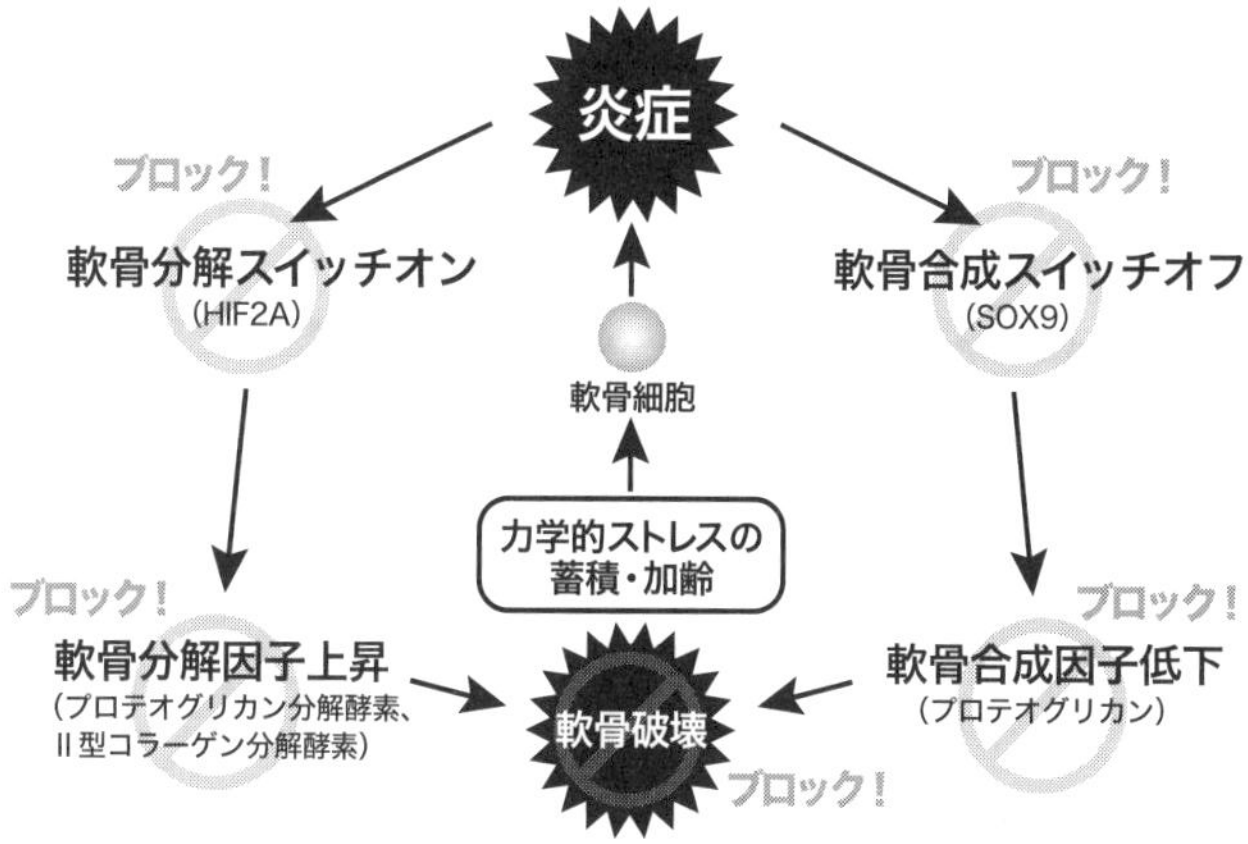

アーティチョーク葉エキスは、軟骨分解の抑制と軟骨合成の低下を制御することで、
軟骨破壊から軟骨を保護する。

その理由は、軟骨が炎症を起こした際に動き出す軟骨分解因子のＨＩＦ２Ａを抑える働きがあるためです。

　ＨＩＦ２Ａが抑制されることによって、軟骨分解因子が上昇することを防ぐことができると同時に、軟骨合成スイッチがオフになることを阻止して、軟骨合成因子が低下するのを防ぎます。つまり、ＨＩＦ２Ａを抑制することは、根本的な改善につながるのです（**図26**）。

　このことはすでに実験によって証明されています。Ｐ１６３の**図27**が、その結果を表したものです。シナロピクリンの濃度が高いほど、軟骨分解スイッチが抑制されています。

また、「プロテオグリカン分解要素（ADAMTS4）発現量」「Ⅱ型コラーゲン分解酵素（MMP―13）発現量」も低下することが明らかになりました（図28）。こちらもシナロピクリンの濃度が高いほど軟骨分解因子の発現量が減っています。

逆に、炎症によるプロテオグリカンおよび軟骨合成スイッチ（SOX9）の発現量は、シナロピクリンの濃度が高いほど上昇しています。

このことから、アーティチョーク葉エキスは、プロテオグリカンと併用することで、より膝関節症の改善に効果的であるということがいえます。

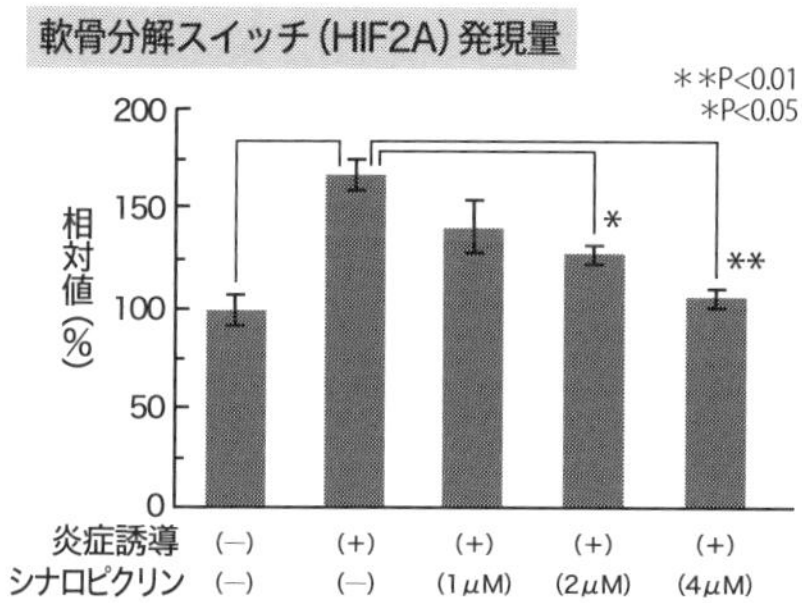

【図27】
シナロピクリンの軟骨分解スイッチの抑制

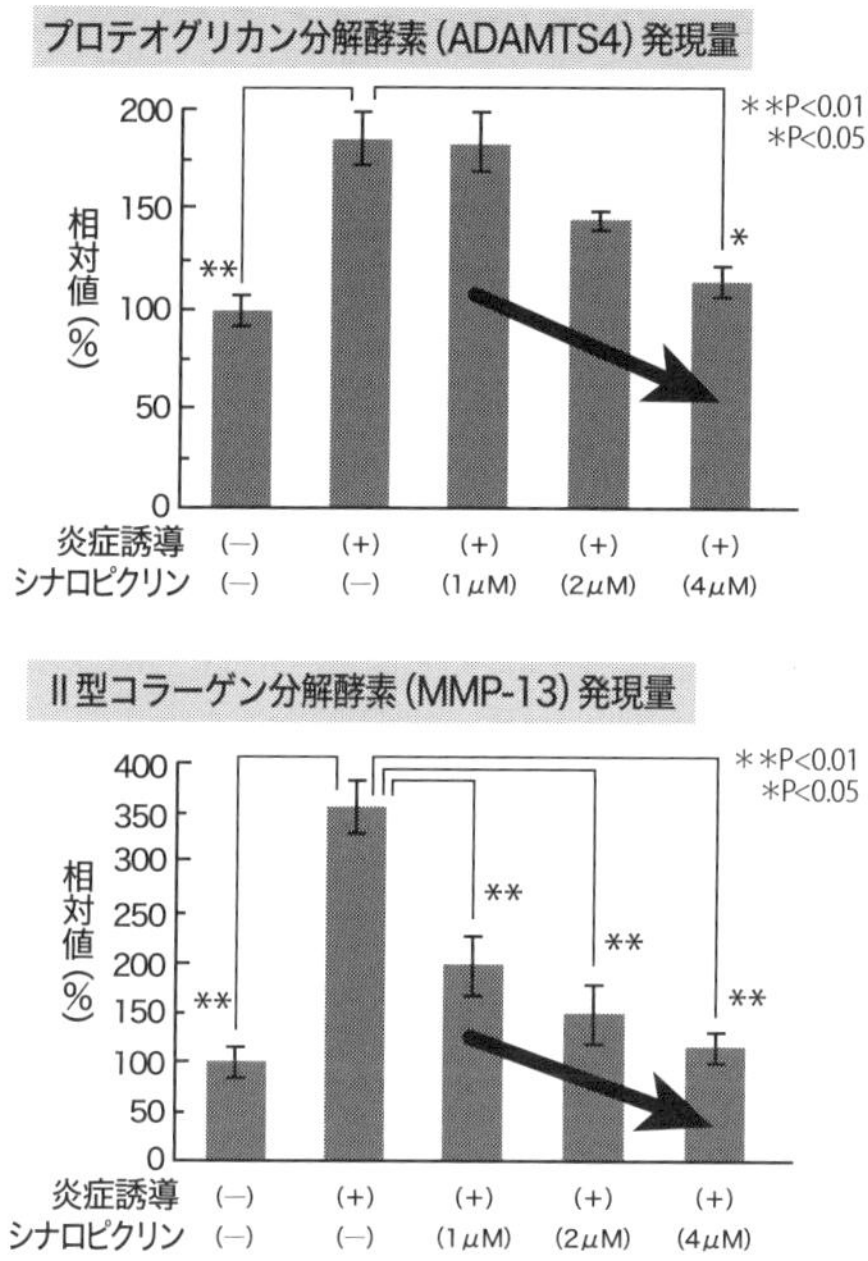

【図28】
シナロピクリンによる軟骨分解因子の抑制

相乗効果で痛みを改善、なめらかな動きへ！

アーティチョーク葉エキスで軟骨破壊をブロック！

▼ 軟骨破壊をブロックする４つの作用

① 変形性膝関節症の原因分子（ＨＩＦ２Ａ）活性化をブロック

② 軟骨成分の分解をブロック

③ 軟骨合成制御因子（ＳＯＸ９）の低下をブロック

④ 軟骨基質の生産低下をブロック

プロテオグリカンで軟骨再生！

① 軟骨前駆細胞の増殖

② 軟骨細胞への分化誘導

③ 軟骨基質の産生

④ 石灰化抑制による軟骨維持

非変性Ⅱ型コラーゲン

「コラーゲン」という成分が、今やすっかりお馴染みになりました。

非変性Ⅱ型コラーゲンは、もちろんコラーゲンの一種です。その名の通り「非変性＝性質が変わらない」コラーゲンです。

コラーゲンは私たちの体をつくっているタンパク質の一種で、すべてのタンパク質の約30％を占めています。皮膚や軟骨など、体のあらゆるところに分布しており、その場所や性質によって20種類以上に分類されます。Ⅰ型とかⅡ型というのは、コラーゲンの種類を表しているのです。

皮膚や靭帯、腱、骨などに分布しているのはⅠ型コラーゲンといいます。コラーゲン入りの化粧品や美容サプリメントがすっかり定着していますが、使用されているコラーゲンのほとんどがⅠ型コラーゲンです。

そして、Ⅱ型コラーゲンは主に軟骨に分布しています。

さて、先にⅠ型コラーゲンがサプリメントによく使われると述べましたが、これらの商品に含まれているコラーゲンは、ほとんどが「変性」コラーゲンです。生物から成分を抽出して製品化する過程で性質が変わってしまい、人間の肌に含まれるⅠ型コラーゲンとは備わっている性質が異なるのです。

口からとるサプリメントは食品と同じく、消化されて腸で吸収されます。コラーゲンはたくさんのアミノ酸が組み合わさってできた化合物で、そのままでは大きすぎて吸収することができません。そのため腸でアミノ酸に分解されてから吸収されます。変性コラーゲンを使ったサプリメントは、まず製造過程でコラーゲンそのものの組成が変わる上、腸で分解されてアミノ酸になってしまうのです。

これがコラーゲンをとってはいるけれど「効いているのか効いていないのか、判断できない」という結果を招いています。

一方、非変性Ⅱ型コラーゲンは分解されずにそのまま吸収されます。サプリメントとして摂取した場合、消化の過程で一部分がちぎれてしまうようなことがあっても、変性コラーゲンのようにアミノ酸レベルまで分解されてしまうことがないのです。

つまり、非変性Ⅱ型コラーゲンは、関節軟骨にあるのとまったく同じ構造のままで吸収されるのです。

しかし、それだけではありません。

そもそも、この非変性Ⅱ型コラーゲンが注目されたのは、リウマチに対して根本治療につながる効果があるという報告がされたためです。

リウマチは免疫が自分自身を敵と見なして攻撃してしまう病気です。主に関節に炎症が起き、滑膜だけでなく軟骨まで攻撃されてしまいます。

その理由は、滑膜や軟骨には非変性Ⅱ型コラーゲンが存在するためです。実は、厳密にいうと免疫細胞が標的としているのは非変性Ⅱ型コラーゲンなのです。

攻撃対象である非変性Ⅱ型コラーゲンを補ったら、よけいに間接が攻撃されるのではないかと思われますね。しかし、そうではないのです。

私たちの体には「経口免疫寛容（経口トランス）」という働きがあります。これは、簡単にいってしまえば、口から食物として入ってくる栄養素については免疫が寛容になり、異物として排除するのではなく見逃してしまうという仕組みです。

もちろん腐った物や毒性の強い物に対しては免疫機能が働いて嘔吐や下痢というかたちで排除されますが、そうでない場合は経口免疫寛容が働くのです。

非変性Ⅱ型コラーゲンを口から食品としてとると、小腸の免疫システムが「これは異物ではない」と判断して体内に取り込み、同時に「非変性Ⅱ型コラーゲンは敵ではない」という情報を全身に発信します。

これによって、それまで敵と見なされていた非変性Ⅱ型コラーゲンは標的対象から外れ、免疫細胞は攻撃するのをやめます。

すると、免疫機能が正常に戻って、滑膜や軟骨の破壊が止まるわけです。

また、非変性Ⅱ型コラーゲンにはタンパク質分解酵素の働きを抑える作用があります。

軟骨がすり減っていくのは、タンパク質分解酵素が軟骨組織を分解してしまうためです。年齢と共に再生よりも破壊のスピードが速くなるのは、このタンパク質分解酵素も関係しているのです。

関節の内部ではこんなトラブルが起きている

免疫細胞が「勘違い」して敵ではない滑膜のタンパク質に攻撃を始め、やがて軟骨まで破壊してしまう。免疫寛容がおきると腸管から「敵ではない」という信号が伝えられ、免疫細胞の司令塔であるヘルパーT細胞が「攻撃中止」を指示し、過剰な免疫反応がストップする。

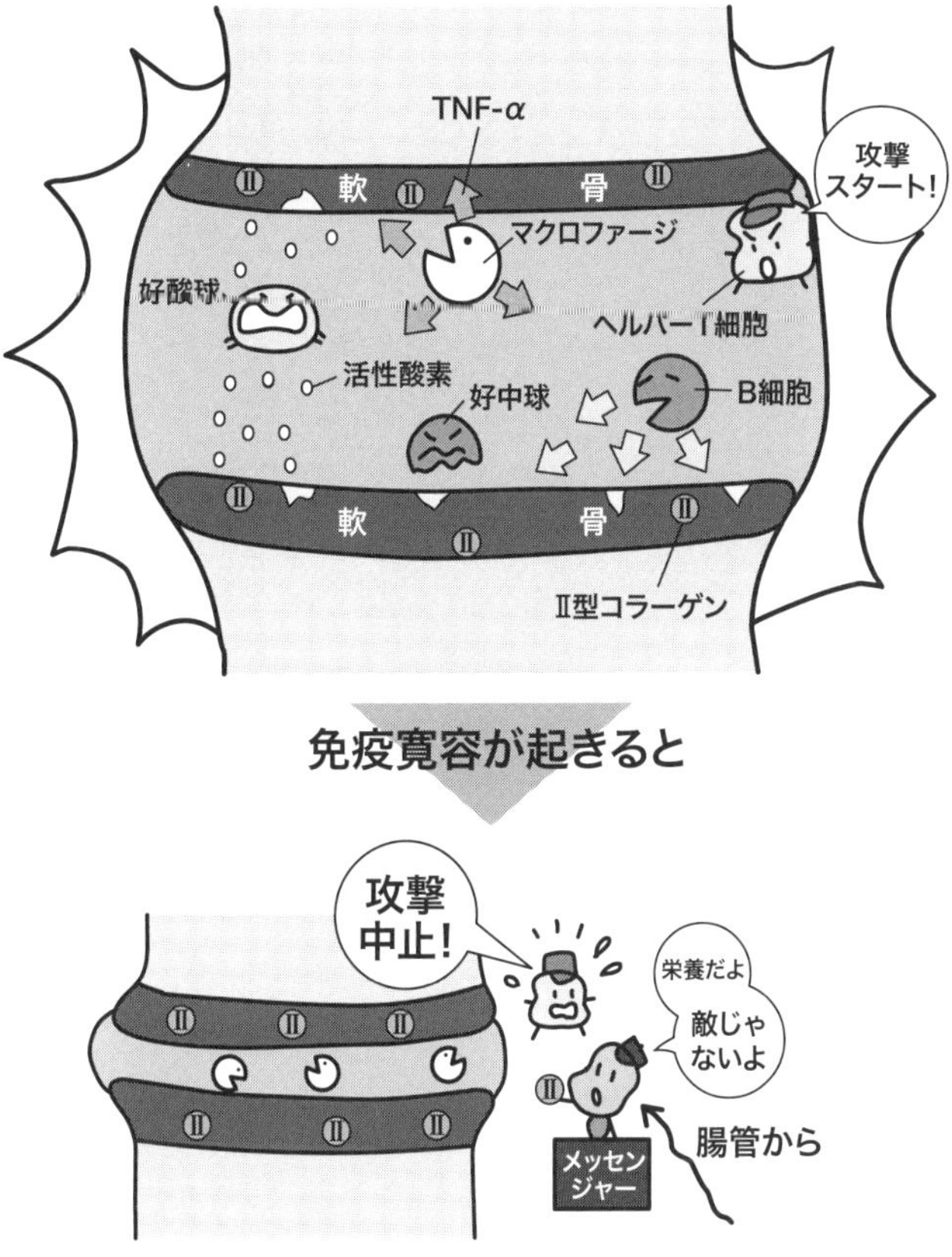

非変性Ⅱ型コラーゲンがタンパク質分解酵素の働きを抑えることによって、結果的に軟骨の再生がスムーズにいくようになります。

非変性Ⅱ型コラーゲンは、体内にあるのと同じ大きさで吸収されるばかりか、リウマチや変形性膝関節症に伴う痛みや炎症を取り除き、さらには軟骨の再生を促す、という3つの働きをしているのです。

【図 29】

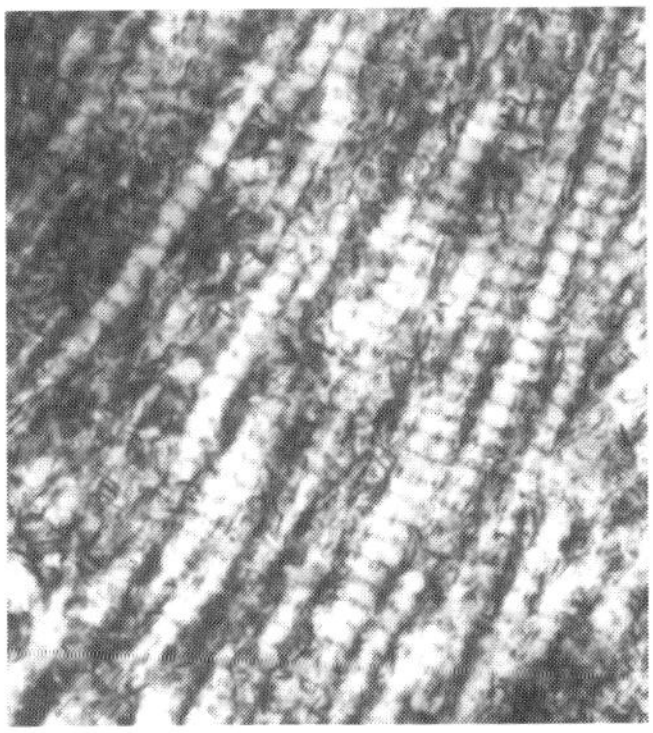

非変性Ⅱ型コラーゲン

非変性Ⅱ型コラーゲンは、ほぼ完全な分子構造（トリプルヘリックス構造）を維持している。

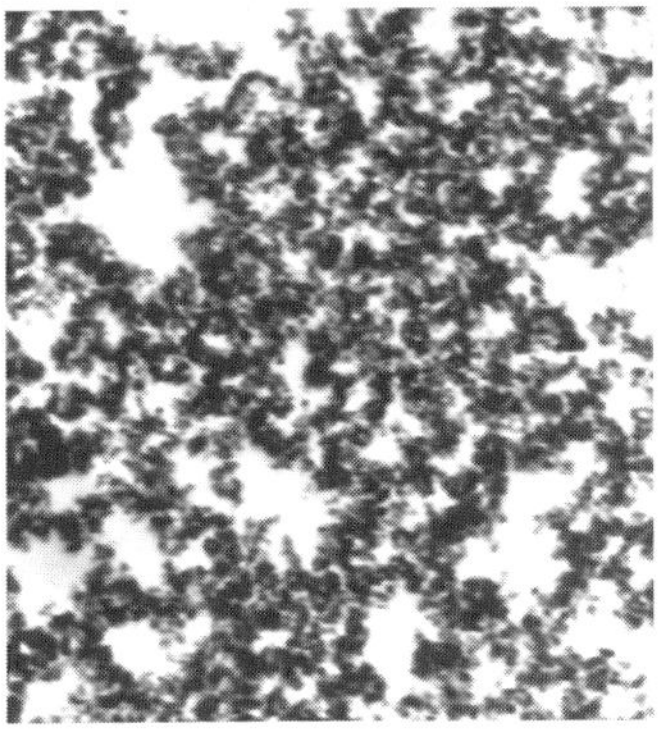

変性Ⅱ型コラーゲン

変性Ⅱ型コラーゲンは、構造が完全に壊れており、アミノ酸やペプチドに分解されている。この構造状態では生体内の免疫システムが認知せず、経口免疫寛容を誘導しない。

関節に良いということで、「グルコサミン」という名前もすっかりおなじみとなりました。

N―アセチルグルコサミンもグルコサミンの仲間です。しかも、体内にあるグルコサミンと同じかたちをしています。そのため「天然型グルコサミン」とも呼ばれています。

N―アセチルグルコサミン

N―アセチルグルコサミンは、ヒアルロン酸やコンドロイチンの原料となる成分のひとつで、関節においてはクッション性を支えている働きをしています。

現在、一般的なサプリメントなどに使われているグルコサミンは、N―アセチルグルコサミンとは異なっています。「グルコサミン塩酸塩」または「グルコサミン硫酸塩」といって、酸分解して抽出した成分なのです。そのため、天然には存在しないかたちをしており、特有の苦渋味がします。

一方、N―アセチルグルコサミンは、天然のかたちを壊さないよう時間をかけて酵素分解して抽出しています。味も自然な甘さがあります。

ヒアルロン酸が年齢と共に減少してしまうことはすでに述べました。ならばヒアルロン酸を補給すれば良いのではないかと思いますよね。

しかし、ヒアルロン酸は分子が大きいため、吸収されにくいのです。その点、ヒアルロン酸の主成分であるN―アセチルグルコサミンはヒアルロン酸の400～3000分の1の大きさでしかないため、体内へ吸収されやすく、ヒアルロン酸の生成をサポートしてくれるのです。

それも、体の中にあるN―アセチルグルコサミンと同じかたちをしているため、通常のグルコサミンに比べて利用される割合が約3倍にもなるのです。

N―アセチルグルコサミンは食品にも含まれています。最も身近なところでは牛乳ですが、100㎖あたり11㎎と微量です。

N―アセチルグルコサミンの一日当たりの摂取量の目安は500㎎です。これを牛乳で補うのはとうてい無理というべきでしょう。こういう場合にこそ、サプリメントで補うのが最も手軽で理想的といえます。

N―アセチルグルコサミンにも関節の軟骨を再生・修復すると共に鎮静作用があることがわかっています。

N―アセチルグルコサミンを服用した変形性膝関節症の患者さんと、そうでない患者さんにどれくらいの差が出るか8週間かけてテストをしたところ、服用した患者さんには「歩くときの痛み」「日常生活での動作」など痛みに関する項目で改善する傾向がみられました（図30）。

N―アセチルグルコサミンの特徴である「軟骨を修復・再生する機能」「鎮静作用」は、プロテオグリカンにもあります。N―アセチルグルコサミンを取り入れることによって、これらの作用をさらに向上させることが考えられています。

サメ軟骨抽出物（コンドロイチン40％含有）

サメは古代から生き抜いてきた生物で、体の6～7％が軟骨でできています。

サメ軟骨抽出成分は、文字通りサメの軟骨から抽出した成分で、関節サプリに

【図30】NAG含有乳の変形性膝関節症に対する効果

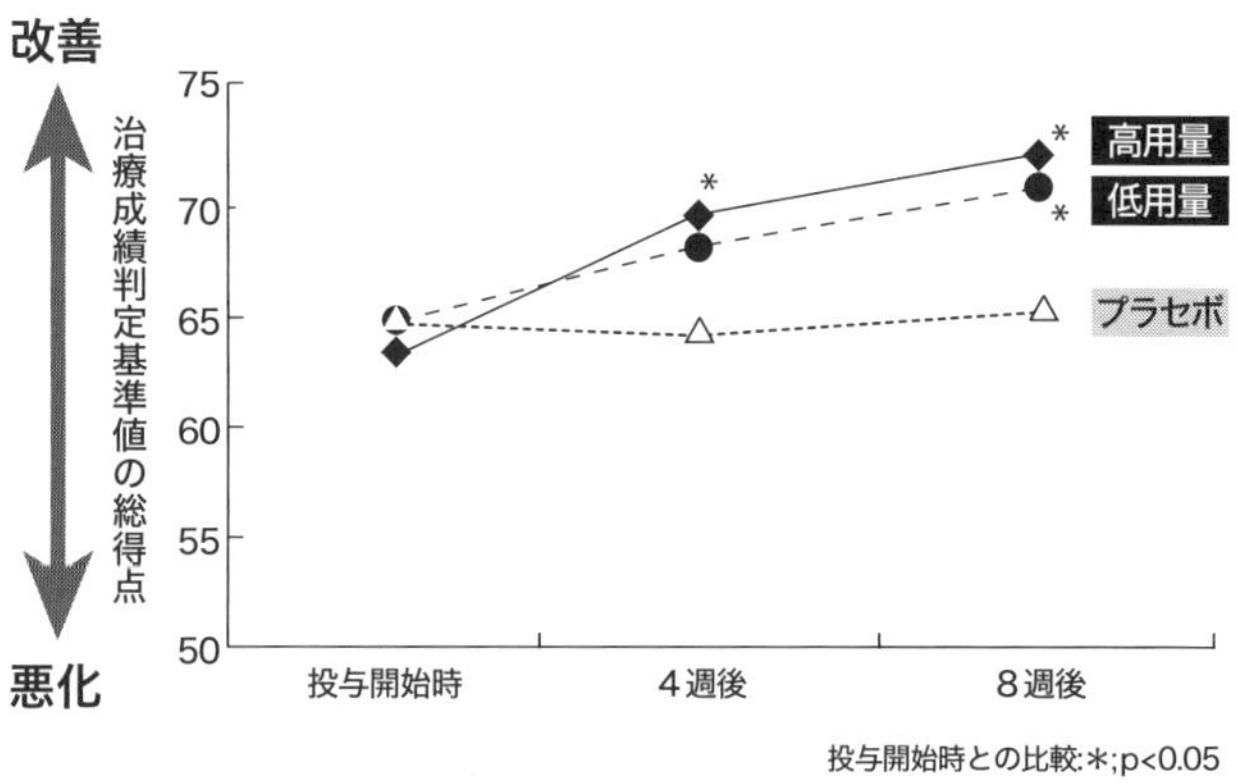

試験の概要

試験方法：プラセボ対照二重盲検平行群間試験

被験者　：変形性膝関節症患者（計31名、平均年齢74歳）

試　科　：低脂肪牛乳125mlを1日あたり1本

高用量　NAG1.0を含む
低用量　NAG0.5を含む
プラセボ　含まない

摂取期間：8週間

評価方法：摂取前、4週間後、8週間後に医師による症状の点数化
試験終了後に医師による有用度の判定

はコンドロイチン硫酸が40%含まれているものを使用しています。

コンドロイチンが関節の成分であることは、ここまで何度か述べてきました。よく知られる「コンドロイチン」とは正式には「コンドロイチン硫酸」と呼ばれています。

このコンドロイチン硫酸が不足することも、膝関節痛や腰痛などの原因になります。つまり、コンドロイチン硫酸も関節の軟骨の弾力性を維持するために欠かせない成分なのです。さらには、関節炎などの症状を軽減する効果を持っているのです。

コンドロイチン硫酸は、基本的にはヒアルロン酸が硫酸と結合する形で体内で合成される成分です。しかし、他の成分と同様、年齢とともに体内でつくられる量が減少してしまうため、サプリメントなどを利用して補給するのが望ましいのです。

非常に高い保湿力を持つコンドロイチン硫酸は、グルコサミンとも相性は抜群です。どちらも関節の軟骨にうるおいを与えて修復と再生を促し、同時に鎮痛効果を持っています。この同じ働きが、一緒にとることによって相乗効果がもたらされ、さらにパワーアップするのです。

コンドロイチン硫酸を投与すると、軟骨細胞中のプロテオグリカンが増えることが実験によって明らかにされました（図31）。

また、フランスでは変形性膝関節症に対する臨床試験が行われ、1日あたりコンドロイチン硫酸ゲルを1200㎎摂取した患者さんと、400㎎入りのカプセルを1個を1日3回服用（合計量1200㎎）摂取した患者さんに、あきらかに症状の緩和が見られました（図32）。

コンドロイチン硫酸は関節はもちろん骨の原料にもなる成分です。丈夫な骨を維持するためにも役立つことが期待されます。

【図 31】コンドロイチン硫酸投与による軟骨細胞中のプロテオグリカン量の変化

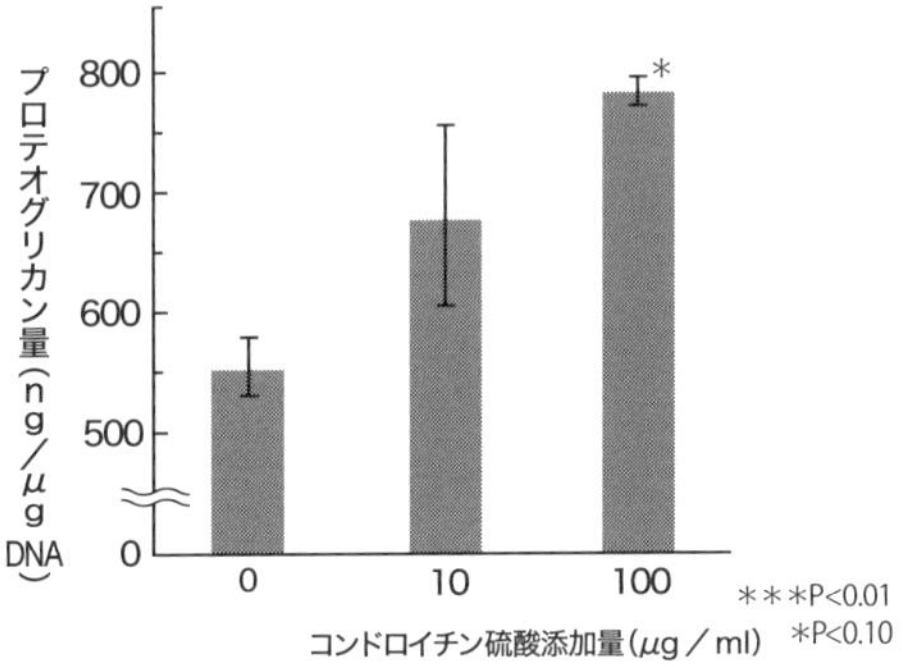

【図 32】コンドロイチン硫酸製剤の変形性膝関節症に対する効果（フランスにおける臨床試験例）

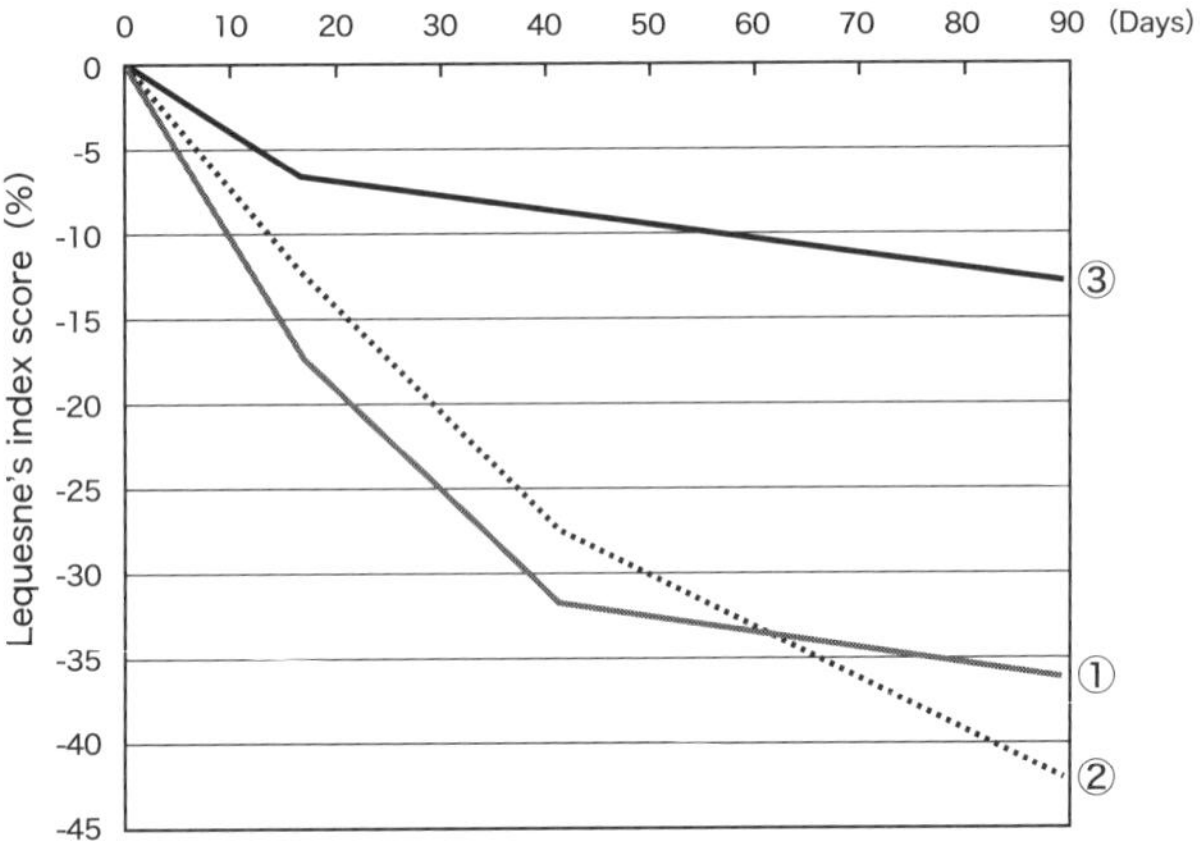

①コンドロイチン硫酸 1200mg ／日（ゲル）：40 名
②コンドロイチン硫酸 400mg × 3 回／日（カプセル）：43 名
③プラセボ

ヒアルロン酸

美肌成分として誰もが知るところのヒアルロン酸は、軟骨の重要な成分でもあります。ヒアルロン酸はムコ多糖の一種でN―アセチルグルコサミンとグルクロン酸が交互に連結して鎖のような構造をしています。

わずか1gで6ℓもの水を保持するという、高い保水力があることから、もっぱらスキンケア用品などに使われています。

また、膝関節症の治療法として、分子量90万の高分子ヒアルロン酸を関節に注射するということも行われています。

この高分子ヒアルロン酸の関節内注射は、約20年の歴史を持ち、変形性膝関節症の治療としても広く行われています。ヒアルロン酸を注射することによって、加齢などにより減少したヒアルロン酸を直接補うことができるばかりか、関節でのヒアルロン酸の産生能を高めたり、痛みや炎症を抑える効果があります。

しかし、当然ながら専門医でなければヒアルロン酸注射をすることはできません。近年、「飲むヒアルロン酸」としてサプリメントが登場していますが、毎日手軽にヒアルロン酸を補うことができるという利点があります。

ヒアルロン酸も年齢と共に減少してしまうため、1日あたり200㎎は補いたいところです。しかし、ヒアルロン酸を多く含むのは主に動物由来の素材。しかも、魚の目玉や鶏のトサカなど、あまり身近ではないものばかりです。これでは食事で補うことはほとんど無理といっていいでしょう。

軟骨の成分であるヒアルロン酸にも、軟骨の動きをスムーズにしたり修復・再生の促進、鎮痛効果があります。

プロテオグリカンと共に摂取することによって、この特性がさらに生かされることになると考えられています。

MSM（メチルスルフォニルメタン）

ＭＳＭは、正式名称をメチルスルフォニルメタンといい、イオウ成分を含んだ物質です。人間をはじめとするあらゆる動物の副腎、母乳などに含まれているほか、新鮮な果物、野菜、牛乳、穀物など様々な食材にも含まれています。ただし、あまりにもその含有量が少ないため、食物から補うことが難しくなっています。

イオウは骨や皮膚、そして細胞組織に必要なコラーゲンを健康に保つ働きがあり、健康的な体の組織をつくることに欠かせない成分です。関節痛や筋肉痛を和らげたり、炎症を抑える効果が期待されています。

イオウはミネラルの一種ですが、他のミネラルと大きく異なる点があります。通常、ミネラルは生体内で他の元素と結合しない性質を持っていますが、イオウだけは例外で、たんぱく質の成分であるシステインというアミノ酸に含まれています。つまり、イオウはアミノ酸の構成要素として、大切な体の組織をつくる役割を担っているのです。イオウはタンパク質の成分として、皮膚を強くし、髪

【図33】MSMの鎮痛効果

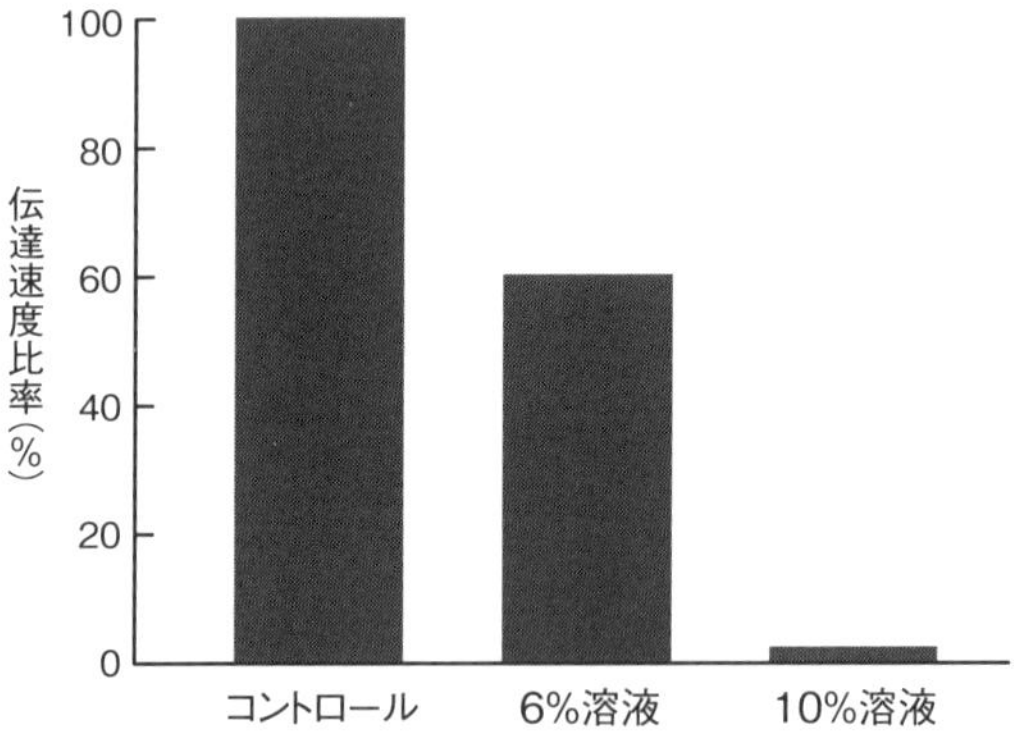

（南イリノイ州立大学、Mayer.M教授らの報告より）

にツヤを与え、健康的な爪の生成に働きかけます。また、軟骨や腱、骨などの成分にもイオウは含まれています。

ＭＳＭには痛みや炎症を鎮める効果が期待されており、関節痛やリウマチといった関節の痛みを抑えてくれることがわかっています。

ＭＳＭが痛みを抑えるメカニズムを、ごく簡単に説明しておきましょう。痛みの信号を脳に送るC―ファイバーという神経があるのですが、ＭＳＭはC―ファイバーにおいて、痛みの信号を遮断しているのです。その結果、しびれや痛みを和らげるという働きになっているのです。

さらに、ＭＳＭにはグルコサミン、ヒアルロン酸、コンドロイチンの吸収を促進する働きもあります。そのため軟骨の保水性が高まり、柔軟姓や弾力がアップするのです。

グルコサミンなどと組み合わせたサプリメントはすでにあるようですが、プロテオグリカンと組み合わせることによって、相乗効果はさらなるものが期待されます。

第5章

膝関節症を克服した症例集

試飲モニター結果で約75%が効果を実感、半数以上が継続を希望

機能性食品の成分としては、まだまだ「新顔」のプロテオグリカン。関節痛に対して効果があるのかどうか、モニター試験も実施されています。

このモニター試験は、40〜70歳代の関節に何らかの症状を抱える31名（男性15名、女性16名）に対して実施されました。

プロテオグリカン含有の機能性食品を1日3粒（1日あたり摂取するプロテオグリカンFの量は50㎎）、1ヶ月間にわたって摂取していただき、試飲前と試飲後の変化を調べています。

図34は、試飲前のデータをもとに作成した円グラフです。

「非常に痛い」「少し痛い」を合わせると約75%の方が関節に痛みを感じています。そのうち「ひざ」に痛みや違和感を感じている人は34%と最も多く、続いて「腰」「肩・腕」と続きます。

【図 34】プロテオグリカン試飲前データ

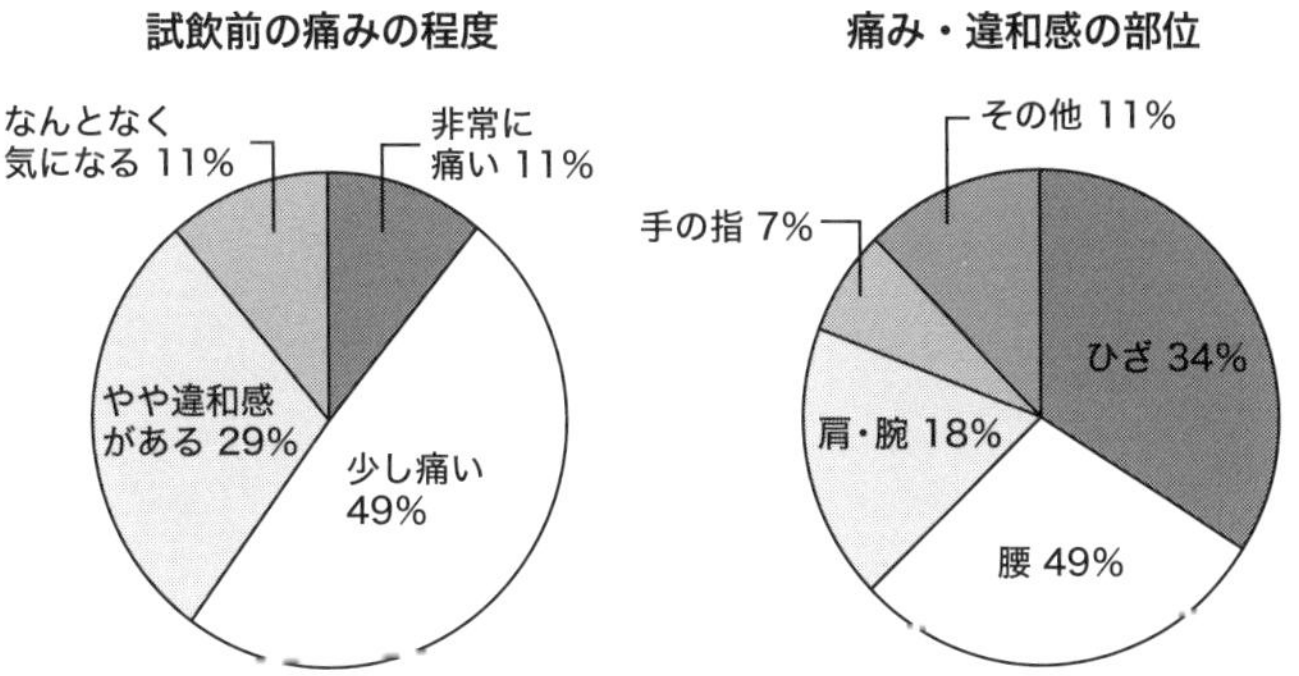

１ヶ月後、アンケートを行ったところ、全体の16％の方が確かな変化を実感し、58％が「やや改善した」と答えました。合わせて約75％の人が効果があると感じていることが分かります（**図35**）。

また、今後も継続して摂取したいかどうかの問いかけに対しては、半数以上になる52％の人が継続を希望されました。

さらに、それぞれに感想を訪ねたところ、「痛みが楽になった」という解答が多数寄せられています。

【図 35】プロテオグリカン試飲モニター結果

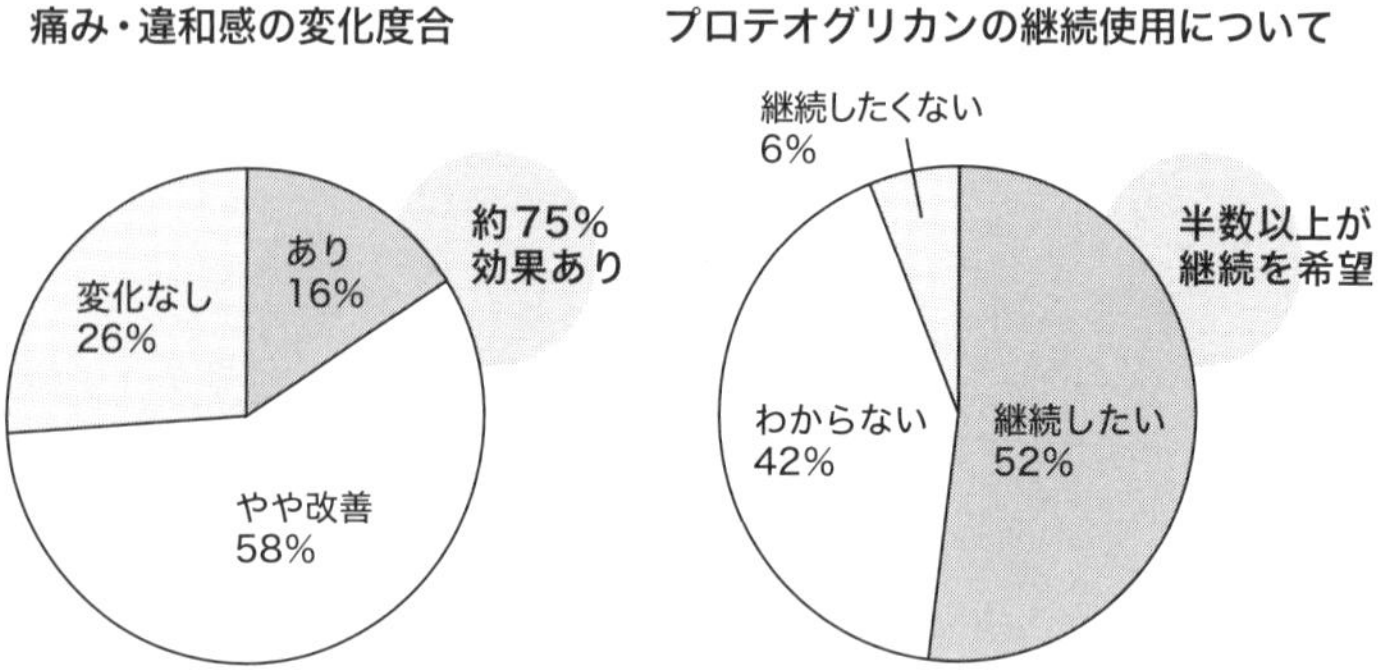

摂取量：3粒／日（プロテオグリカンF50mg／日）
モニター人数：31名（男性：15名、女性：16名）
モニター期間：1ヶ月間

モニターの感想

- 遠出のとき以前ほど痛みを感じなくなった。
- 以前とくらべると、朝起きたときの痛みが和らいだように思います。
- 関節のコキコキする音が少なくなった感じ。
- 痛みが和らいでよかった。
- 痛みを忘れるときができるようになった。
- 草取りをした後、今まではすぐに腰にきましたが、これを飲んでいたためか、そういうことがありませんでした。
- 今まで他に飲んだことがなかったので、今回飲んでみて体的にとっても楽だった。
- 薬の服用は胃弱のため胃に負担をかけるのだが、噛んで服用可なので楽だった。
- 仕事の疲れが出にくくなった。
- 次の日が楽で痛みがなかった。
- 膝の関節が楽になった。特に50cmの段差が手をつかなくても登れるようになった。
- 膝の伸縮が楽になった。
- 痛みがなくなったし楽になった。
- 痛みがほとんどなくなった。

※個人の感想であり、効果・効能ではありません。

「膝関節痛に効く！」３００人のアンケート結果より

プロテオグリカンの使用実感については、青森県産業技術センター弘前地域研究所が、弘前大学と協力しながら３００人を対象にアンケート調査を行っています。

アンケートは２０１２年２月から３月にかけて行われました。慢性的に膝に痛みやこわばりを感じている男女の中から、試験実施機関が定める基準を満たした３１６名が対象。ホームユース調査といって、家庭での使用実感を調べるものです。

プロテオグリカンを１ヶ月間、１錠を好きな時間に摂取してもらい、飲み始める前と１ヶ月後の症状の変化に関する印象について答えていただきました。

また、試験期間中は睡眠不足や暴飲暴食など不規則な生活は避けると同時に、試験前の日常生活をあくまで変えずに守ってもらいました。試験中の急激な生活の変化は、良くも悪くも結果に影響を及ぼしてしまうからです。

また、試験中は、膝関節痛を軽減する目的で作られた他の機能性食品は飲まないようにしてもらい、すでに飲んでいる人は、一時的にストップしてもらいました。

試験では、「膝の痛みの程度　ＶＡＳ（Visual Analogue Scale）」「膝の痛みやこわばり」「日常生活の状態」の３つの項目に対して１ヶ月間プロテオグリカンを摂取して感じた膝関節痛の変化について、印象を数字でスコア化してもらっています。

質問項目は、整形外科や運動器リハビリテーションなどの学会で用いられるアンケート式の評価基準「変形性膝関節症患者機能評価尺度」ＪＫＯＭ(Japanese Knee Osteoarthritis Measure) に沿って作成されています。

被験者の内訳は男性１６３名、女性１５３名。年齢は40～77歳で、平均年齢は50・６歳です。

被験者の86％が膝の痛みが軽減したと実感

まず、「膝の痛みの程度　VAS（Visual Analogue Scale）」についての試験です。

この試験では、痛みの程度をそれぞれ数値化してもらいます。これまでに経験した最も激しい膝の痛みを100、痛みの無い状態を0とした場合、現在の膝関節の痛みや不快感の度合いがどの程度になるかを数値化してもらったのです。

プロテオグリカン摂取前の痛みの平均的数値は39・3（±18・0）でした。

膝の痛みの度合いの感じ方は人によってさまざまで、人と比べることができるものではありません。同じスコア70レベルの人でも、同じ度合いの痛みとは限りませんし、過去にひどい痛みを経験し、現在は快方に向かっている人が30くらいのレベルと感じている痛みが、別の人にとっては90レベルくらいだと感じられるものかもしれません。

痛みは過去の経験や個人の感受性によって左右されてしまうため、厳密な数値にして分析することは難しいのですが、一定数のスコアを集めて平均化すると、全体の傾向が見えてくるのです。

プロテオグリカン摂取前のVAS平均スコアは39・3。30日間摂取後の平均スコアは21・0となりました。その差は18・3で、プロテオグリカン摂取後は、膝関節痛が明らかに軽減されたと実感するした人が多いことが明らかになりました。

さらにスコアを分析した結果、316名の被験者のうち実に86%にあたる273名が、摂取後に痛みが軽減していることがわかりました。残りの14%は摂取しても痛みが変わらないか、強くなったという被験者です。

また、痛みが軽減した273名の中には、痛みが1もしくは0レベルまで軽減したという人が25名もいます。この25名についてのスコアを以下に示します。

摂取前→摂取後（年齢・性別）

・57→1（50歳・女性）
・55→0（46歳・男性）
・51→0（58歳・男性）
・13→1（46歳・男性）
・13→0（52歳・女性）
・17→0（44歳・男性）
・25→0（40歳・男性）
・41→1（51歳・女性）
・24→1（40歳・女性）
・55→0（45歳・女性）
・60→1（59歳・男性）
・21→1（53歳・女性）
・45→1（53歳・女性）
・39→1（46歳・男性）
・36→0（61歳・男性）
・30→1（47歳・男性）
・43→1（50歳・女性）
・33→1（49歳・男性）
・20→1（40歳・女性）
・36→1（41歳・男性）
・14→1（47歳・男性）
・12→1（64歳・男性）
・23→0（44歳・女性）
・13→1（58歳・男性）
・70→1（51歳・男性）

痛みの軽減幅が大きなこともプロテオグリカンの特徴

被験者の中には痛みが大幅に軽減したと感じている人が少なくありません。摂取前後の痛みのスコア幅が30以上になる被験者は、316名のうち実に88名にものぼります。これは被験者全体の28％にあたり、痛みが軽減したと答えた人たちのうちの32％になります。

つまり、膝関節痛が軽減したと感じた人の約3割が「劇的に改善した」と実感しているのです。

100段階のスコアで30以上の軽減率が示されることは非常に少なく、かなり緩和された状況が明らかになったと見ていいでしょう。

その結果を、以下に抜粋します。

摂取前→摂取後（年齢・性別）

・57→1（50歳・女性）
・84→35（48歳・女性）
・49→13（46歳・女性）
・61→12（56歳・女性）
・41→1（41歳・女性）
・56→17（44歳・女性）
・55→6（42歳・女性）
・76→8（47歳・男性）
・51→0（58歳・男性）
・55→0（45歳・女性）
・38→2（49歳・男性）

・34→3（51歳・女性）
・68→34（48歳・男性）
・38→5（51歳・男性）
・59→8（51歳・男性）
・53→23（46歳・女性）
・51→21（54歳・男性）
・55→0（46歳・男性）
・36→3（45歳・女性）
・55→14（43歳・女性）
・33→3（52歳・男性）
・60→1（59歳・男性）

・48→16（48歳・男性）
・62→18（50歳・男性）
・57→5（40歳・女性）
・75→42（51歳・女性）
・43→12（61歳・女性）
・56→6（40歳・男性）
・70→2（66歳・男性）
・52→8（48歳・女性）
・62→10（44歳・男性）
・48→12（45歳・男性）
・61→25（46歳・女性）

・92→23（60歳・女性）
・49→10（52歳・女性）
・70→32（40歳・男性）
・57→4（54歳・女性）
・64→21（60歳・男性）
・53→23（41歳・男性）
・52→20（41歳・男性）
・61→13（44歳・男性）
・46→2（44歳・女性）
・44→10（46歳・女性）
・45→1（53歳・女性）

・69→38（43歳・女性）
・69→34（44歳・男性）
・39→1（46歳・男性）
・66→26（50歳・女性）
・60→8（51歳・男性）
・36→0（61歳・男性）
・74→23（49歳・男性）
・53→2（42歳・女性）
・44→14（49歳・女性）
・48→7（48歳・女性）
・73→6（43歳・男性）

・55→10（45歳・女性）
・49→11（40歳・女性）
・38→6（42歳・女性）
・45→2（54歳・男性）
・42→12（70歳・男性）
・60→8（49歳・女性）
・97→27（44歳・女性）
・66→32（62歳・男性）
・46→16（46歳・女性）
・36→5（50歳・女性）
・43→1（50歳・女性）

・74→34（78歳・女性）
・55→13（72歳・女性）
・62→5（41歳・女性）
・38→8（42歳・女性）
・78→22（47歳・女性）
・43→3（50歳・女性）
・68→27（51歳・女性）
・44→4（48歳・女性）
・45→11（42歳・男性）
・84→46（46歳・女性）
・36→1（41歳・男性）

・42→3（75歳・女性）
・46→5（53歳・女性）
・33→1（49歳・男性）
・52→5（47歳・女性）
・62→24（54歳・男性）
・77→17（60歳・男性）
・54→18（51歳・女性）
・45→2（65歳・女性）
・70→0（51歳・男性）
・57→24（45歳・男性）
・39→3（41歳・女性）

【図36】膝の痛みの程度（VAS）の推移

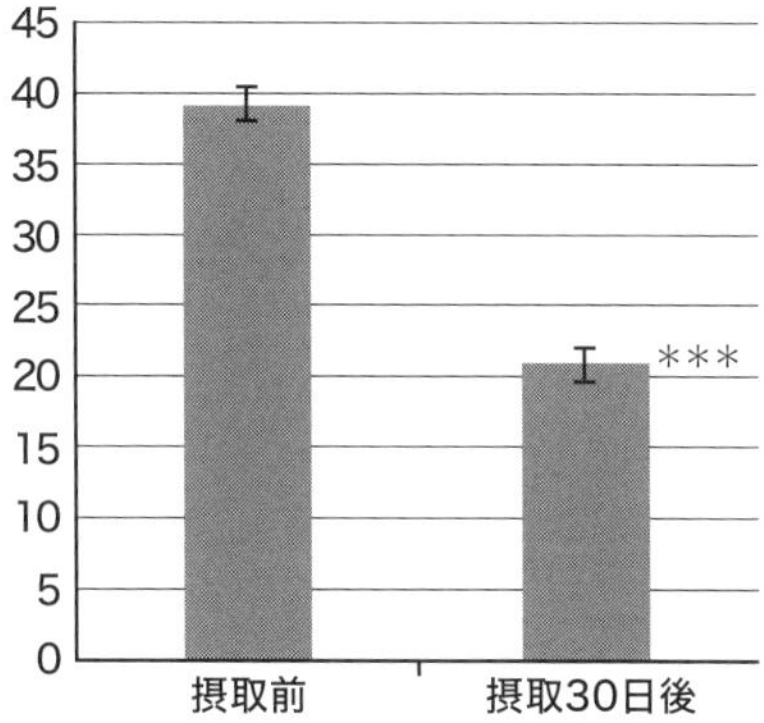

＊＊＊P<0.001／＊＊P<0.01／＊P<0.05

このうちグレー色で示したものは、スコア50以上の軽減率のものです。これはプロテオグリカンを1ヶ月飲んだ結果、痛みの度合いが半減したと感じた人であることを意味しています。なお、最大の改善幅は70でした。プロテオグリカンを飲んだだけで、ほとんど痛みがなくなったということです（図36）。

摂取後の日常生活が楽になった！

次に、「Ⅱ　膝の痛みやこわばり」「Ⅲ　日常生活の状態」「Ⅳ　ふだんの活動など」「Ⅴ　健康状態について」という4つの項目について、５段階評価によるアンケートを実施しました。
以下は「Ⅱ　膝の痛みやこわばり」についての質問事項です。

①この数日間、朝、起きて動き出すときに膝がこわばりますか？

（こわばりはない……１／少しこわばる……２／中程度こわばる……３／かなりこわばる……４／ひどくこわばる……５）

この質問に対しては、１５６名がプロテオグリカン摂取後のスコアを1段以上下げています。実に全体の50％にものぼる人が、朝のこわばりが改善されたと実感しているのです。しかも、２段階以上の緩和を示すスコアを示した人は、28名もいました。

②この数日間、朝、起きて動き出すときに膝が痛みますか？

（全く痛くない……１／少し痛い……２／中程度痛い……３／かなり痛い……４

／ひどく痛い……5）

起床時の痛みについては、①と同じ全体の50％にあたる156名が、症状が緩和されたことを表すスコアを示しました。そのうち2段階以上のスコア差を回答した人は26名にのぼります。

③この数日間、夜間、睡眠中に膝が痛くて目が覚めることがありますか？

（全くない……1／たまにある……2／ときどきある……3／しばしばある……4／毎日ある……5）

膝の痛みで目が覚めてしまう症状については、119名が緩和されたというスコアを示しています。そのうち20名は2段階以上の緩和を表すスコアを回答しました。

④この数日間、平らなところを歩くとき膝が痛みますか？

（全く痛くない……1／少し痛い……2／中程度痛い……3／かなり痛い……4／ひどく痛い……5）

平地での行動に伴う膝の痛みについては、162名が緩和されたと感じており、そのうち16名は2段階以上の緩和を表すスコアを示しました。

次の⑤の質問と合わせて回答を分析すると、膝への負担が大きくなる運動時ほど痛みが緩和されたと感じている人が増えることです。つまり、軽い運動時よりも、より負担のかかる運動時に「楽になった」と感じられるということです。

⑤この数日間、階段を上るときに膝が痛みますか？

（全く痛くない……1／少し痛い……2／中程度痛い……3／かなり痛い……4／ひどく痛い……5）

膝に負担のかかる階段を上るときの痛みについては、180名がプロテオグリカン摂取後に、状態が緩和されたと回答しています。そのうち32名が2段階以上の緩和を表すスコアを示しました。

⑥この数日間、階段を下りるときに膝が痛みますか？

（全く痛くない……1／少し痛い……2／中程度痛い……3／かなり痛い……4／ひどく痛い……5）

膝に大きな負担がかかる階段下りについては、183名が緩和されたことを示しており、そのうち38名が2段階以上の緩和を示すスコアを回答しました。

このほか、以下の2項目についても質問した結果、大多数の人が緩和を表すスコアを回答しています。

【図 37】JKOM膝関節痛アンケート調査（スコア）の推移
《Ⅱ 膝の痛みやこわばり》

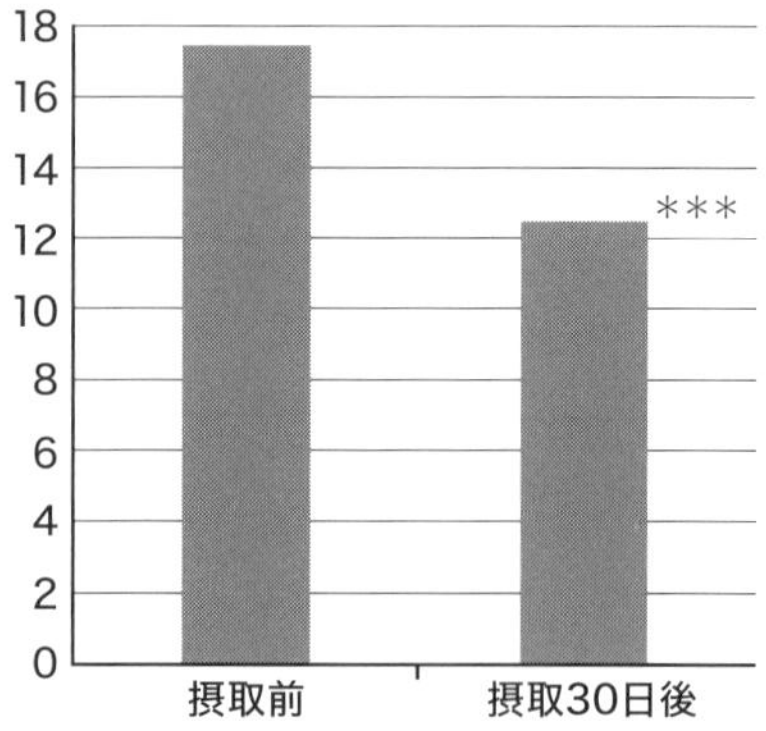

＊＊＊P<0.001／＊＊P<0.01／＊P<0.05

⑦この数日間、しゃがむときや立ち上がるときに膝が痛みますか？

（全く痛くない……1／少し痛い……2／中程度痛い……3／かなり痛い……4／ひどく痛い……5）

⑧この数日間、ずっと立っていると膝が痛みますか？

（全く痛くない……1／少し痛い……2／中程度痛い……3／かなり痛い……4／ひどく痛い……5）

このアンケートは、プロテオグリカンを摂取する前にも、実施しています。もちろん、まったく同じ内容です。その際の5段階評価の全体平均は17でした。

しかし、摂取から30日後にまったく同じアンケートを実施したところ、全体平均は約12になったのです。その差はなんと5で、多くの人が日常生活が楽になったと感じていることがわかりました（図37）。

日常生活の状態や、ふだんの活動、健康状態も良好に

「Ⅲ　日常生活の状態」「Ⅳ　ふだんの活動」「Ⅴ　健康状態について」のアンケートの結果も簡単にまとめておきましょう。

「Ⅲ　日常生活の状態」は、この数日間についての階段の上り下り、洋式トイレから立ち上がる際の困難度、洋服の着替えや靴下の着脱についての困難度など、11項目の質問があります。

それを、先のアンケートと同じくプロテオグリカンを摂取する前と後の度合いを5段階評価で表してもらいました。

その結果、プロテオグリカン摂取前は15・8だったスコアが、30日経過後は11・5にまで下がっていました。それだけ日常生活の困難が緩和されたということです（**図38**）。

「Ⅳ　ふだんの活動」については、この1ヶ月について、催し物やデパートなどへ行ったか、ふだんしているお稽古事や友だち付き合いなどを制限したか、近所への外出をあきらめたことはなかったか、など5つの質問をしています。

その結果をまとめたところ、プロテオグリカン摂取前の5段階評価は9・8だったのが、30日間摂取後は7・8にまで緩和していました（**図39**）。

さらに「Ⅴ　健康状態について」は、この1ヶ月について、自分の健康状態は人並みに良いと思うかどうか、膝の状態が健康状態に悪影響を及ぼしているかどうかという2つの質問を行いました。

結果は、プロテオグリカン摂取前の4・8という数値が、30日間摂取後は3・6にまで落ちていて、わずか1ヶ月で健康状態が緩和されたことが明らかになりました（**図40**）。

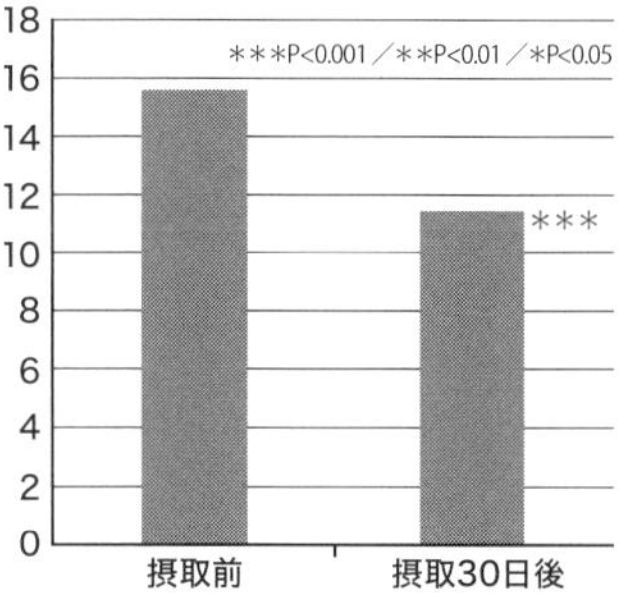

【図 38】JKOM膝関節痛アンケート調査（スコア）の推移
《Ⅲ 日常生活の状態》

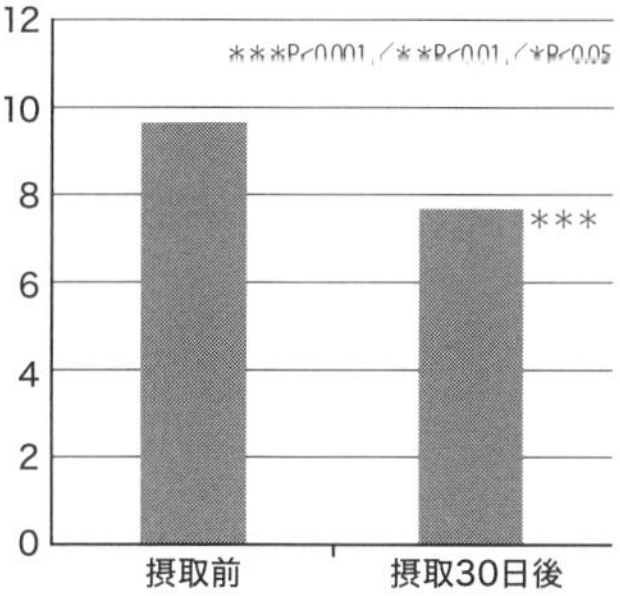

【図 39】JKOM膝関節痛アンケート調査（スコア）の推移
《Ⅳ ふだんの活動など》

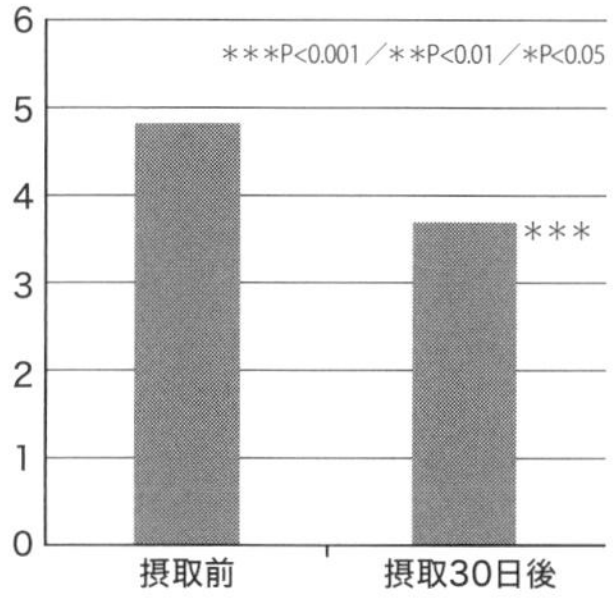

【図 40】JKOM膝関節痛アンケート調査（スコア）の推移
《Ⅴ 健康状態について》

これらの四項目をもとにプロテオグリカンの使用実感を統合し、膝の痛みの度合いを5段階の累計スコアで評価してみました。

すると、47から36と、わずか30日間で11ポイントの改善が見られることが明らかになりました。

このアンケート調査は、あくまでも摂取した人の実感ですが、摂取している人自身が「良くなった」と実感することは、非常に重要なことではないでしょうか。どれほど優秀な成分であったとしても、摂取した人自身が納得できる使用感がなければ、それほど価値のあるものとはいえないはずです。

これらの調査は、プロテオグリカンは飲んだ人がしっかりと改善を実感できる成分だということを物語っているのです。

（参考＊『奇跡の新素材プロテオグリカン』かくまつとむ／弘前大学プロテオグリカン ネットワークス・著　小学館101新書）

膝の痛み克服ストーリー

半月板断裂で歩くのも困難だったのが、普通に生活できるまでに回復

打川玲子さん（仮名）62歳　東京都

打川さんが膝を痛めたのは2012年1月のことです。自転車で転倒し膝を強打。整形外科で診てもらったところ左足膝の半月板断裂と診断されました。そのまま手術となりましたが、痛みは治まらず、立ったり座ったりといった日常的な動作もままならない状態が続きました。

半月板というのは膝関節の軟骨のことで、大腿骨と脛骨《けいこつ》の間のクッションの役目を果たしています。立ち上がるだけで体重の負荷がかかるため、ふだんから負担になっており、加齢と共に減っていく性質もあります。ここが傷ついたりすり減ったりすると、骨と骨がこすれて、痛みのために立っているのも困難になる場

合もあります。

　少しでも早く治そうと、打川さんは温泉で療養したりしましたが、痛みが和らぐのはそのときだけで、しばらくたてばまた痛むといった具合です。特に立ち上がるときや体を支えるときに激痛が走ることがあります。膝が痛いというだけで、あらゆる動作が難しくなります。

　そこで打川さんが試したのがプロテオグリカン含有のサプリメントです。1日2粒、朝夕1粒ずつ飲んでみたところ、2ヶ月ほどで痛みが軽くなってきました。そのうち立ち上がるときもスムーズに動けるようになり、歩くのも苦痛ではなくなったといいます。

　その後も痛みは和らいでいき、普段の生活で感じていたつらさは消えていきました。今では左足だけで片足立ちができ、立ったり座ったりもできるようになったそうです。買い物などの外出も普通にでき、安心して生活ができるようになりました。もし事故・手術後の状態が続いたらどうしようかと不安でしたが、プロテオグリカン含有サプリメントのおかげですっかり元気になった打川さんです。

病院治療も効かず、色々試した中で一番効いた。痛みが7割軽減。犬の散歩も楽しい

杉田伸子さん（仮名）69歳　栃木県

膝や腰の痛みは加齢によることが多いものです。杉田さんも年と共に、少しずつ腰や膝が痛くなってきたのを感じていたそうです。それが急激に悪化したのが２０１４年９月。特に左膝外側の痛みがひどくなり、それがだんだん広がっていきました。左膝外側から右膝内側の痛み、お尻から足にかけては坐骨神経痛、腰も重苦しく、痛みが次第に広がっていくのだそうです。

病院でレントゲンを撮ると膝の軟骨はすり減り、骨と骨がこすれて痛いということがよくわかったそうです。

病院では電気マッサージなどの治療をしましたが、一向によくなりません。転院した先で、サメ軟骨や非変性Ⅱ型コラーゲンなどのサプリメントも色々試して

みたところ、唯一効果を感じたのがプロテオグリカン含有のサプリメントだったそうです。

それまで痛みで生活が困難なほどだったそうですが、プロテオグリカン含有サプリメントを飲み始めてわずか1週間ほどで、膝の痛みが消えていきました。特に利き手ならぬ利き足の右膝がとても楽になったのを感じました。

プロテオグリカン含有サプリメントは朝夕各1粒、1日2粒を飲み続けたところ、両膝、腰の痛みが消えていき、特に右膝の痛みが10分の1にも減ったそうです。それ以前は、寝ていても伸ばした足が痛かったそうですが、今はそういったことはありません。つらくて思うにまかせなかった犬の散歩や庭仕事も、今では苦もなくすることができます。さすがに散歩の帰りは「膝、痛いかな」と思うこともありますが、1年前に比べれば夢のようです。

ちょっと飲むのを止めて、飲まない場合と比べてみようかと思うこともあるそうですが、また痛みがぶりかえすかもと思うと、やはり継続して飲もうと思う杉田さんです。

痛みがだんだん和らいで、水もたまらず炎症も治まった。自分に合っているので飲み続けている

石山隆造さん　72歳（妻談）山形県

石山さんは以前から膝の痛みがあり、病院を受診したところ「変形性膝関節症」と診断されました。膝軟骨が減っており、水がたまって炎症を起こしているとのことでした。治療はヒアルロン酸の注射ですが、あまり芳しくないため、何かいいものはないかと探しておられたそうです。

そうしてようやくたどり着いたのがプロテオグリカン含有サプリメントです。これを毎日2粒ずつ飲んでみたところ、1ヶ月ほどで様子が変わってきたそうです。痛みはまだあるものの、以前のような鋭いものではなく、鈍いというか柔らかい痛みに変わってきました。膝に水がたまらなくなり、腫れもなくなったのです。

膝にはもともと関節液というものが存在し、古いものは体に吸収され、新しい

ものが分泌されています。通常、関節液の量のバランスは一定に保たれています。ところが、様々な原因により滑膜組織に炎症が起こると、滑膜から関節液が過剰に分泌され、膝にたまるようになります。これが膝の水（関節液）の正体で、痛みが増し、炎症がさらにひどくなります。結局病院で水を抜いてもらうのですが、すっきりするのはそのときだけで、再びじわじわと水がたまります。

石山さんには、プロテオグリカン含有サプリメントによって水がたまらなくなり、痛みもだいぶ治まってきたというわけです。

石山さんには、膝の痛みそのものではなく、困っていたことがありました。それは膝痛のために正座ができないことです。そのためお葬式にはいつも奥様に代理で出席してもらうほかありませんでした。「この方の葬式は自分が出なくてはいけないのに」と思っても、体が思うに任せない。それがつらかったそうです。

今はお葬式はもちろん、どんな集まりにも自ら赴くことができます。

痛みが全くなくなったわけではありません。しかし飲み始めて1年ほどたち、以前とは全く違っています。

「あきらめなくてよかった。プロテオグリカンは本当に自分に合っている」と話しておられる石山さんです。

病院の薬は全く効かず、プロテオグリカン含有サプリメントにしてからグッと楽になった

福岡義信さん（仮名）80歳　北海道

福岡さんは以前から膝に痛みがあり、だんだんひどくなっていくのを感じておられました。整形外科へも通いましたが全く効果がなく、むしろ悪い方へ進んでいるような気がしていたそうです。薬も効きませんでした。

あるとき、膝痛に関する本を読んでプロテオグリカンのことを知り、プロテオグリカン含有サプリメントを取り寄せて飲んでみたところ、次第に痛みがなく

なっていきました。

「膝の痛みは、膝の屈曲する角度でわかりますが、今はかなり曲げることができます。効果があったことの証拠のようなものです。全く痛みがなくなったわけではありませんが、大きな変化です」

正座はまだできないものの、少し膝を曲げて前かがみになることはできるとのこと。この効果が少しでも持続するように、しばらくは飲み続けたいと語っておられる福岡さんです。

以前はつらかった買い物も随分楽になった。階段の上り下りも苦にならない

岩間友江さん　70歳　埼玉県

膝の変形関節症で悩んでおられた岩間さん。これまで様々なサプリメントを試されましたが、「焼け石に水」だったそうです。プロテオグリカン含有サプリメントも、それほど期待していたわけではなく、少しでも効果が感じられたらくらいの気持ちで飲み始めました。

飲み始めたのは２０１５年３月。それから１ヶ月、かなり痛みが和らいできたことに気づいたそうです。岩間さんの部屋は家の２階にあり、１日に何度も往復するのですが、気づくと上り下りが苦ではなくなっていたのです。

膝の痛みが最もひどかった時には、クルマでスーパーに買い物に行き、到着してから買い物を終えて再びクルマに乗るまでに、ベンチに座るなどして３回は休

憩しなければならなかったそうです。膝の痛みで歩き続けることができなかったのです。

それが今では1回休めば大丈夫だとのこと。家庭の主婦にとって、買い物は毎日のことですから、これは確かに大きな変化です。

「私にとってはビッグニュースです！」

岩間さんは、膝の回復をほがらかに語ってくれました。

20代から悩まされた腰痛から解放され、朝の散歩も楽しみに。シニアでも色々なことにチャレンジしたい

小山奈津子さん（仮名）70歳　青森県

若くても腰痛もちという人は珍しくありません。小山さんも20代からずっと腰痛に悩まされてきたそうです。

最近は毎日の家事でもつらいと感じることが増え、特に掃除機をかけるとき、前かがみになっていると、だんだん腰が張ってきてつらかったと話しておられます。確かに家事は、台所仕事、掃除、庭仕事など前かがみで行う作業が多いので、主婦にとって腰痛は宿命のようなものかもしれません。

以前、小山さんは整形外科にも通っていましたが、腰を温める電気治療などがせいぜいで、たいして効果はなかったそうです。また通院そのものが大変で、結局やめてしまいました。

そんな小山さんがプロテオグリカン含有サプリメントを飲み始めたところ、わずか3日で重かった腰が楽になり、1ヶ月足らずで体がスムーズに動くようになったそうです。3ヶ月後にはますます体調がよくなり、お孫さんと一緒に外出したり、山歩きのサークルに参加するなど、ご本人も驚くような活動ができるようになりました。

「それだけ動いても、翌日に疲れが残っているという感じは全くないです。びっくりするほど体が楽で、今までの自分ではないみたいです」

ただ、あまりはりきりすぎてケガでもしたら大変だということで、山歩きは控えめにして、朝のウォーキングを楽しむようになりました。

「毎朝1時間半くらいです。これも楽しいですよ。プロテオグリカン含有サプリメントを飲み始めて2年になりますが、私には大切なパートナーです。シニアでも色々なことにチャレンジしたいと思っています」

驚くほどの効き目。しゃがむ、座るだけでなく正座もできるようになった

斎藤良子さん（仮名）70歳　青森県

膝の痛みのために正座できない、という悩みを抱えている方は少なくありません。変形性膝関節症では、膝の軟骨が減って、大腿骨（モモの骨）と下肢の骨が直接ぶつかって痛みが出ます。正座するという姿勢は、ただでさえ骨がこすれあっているのに、それを折るような状態になるので、さらに痛みは増します。

日本は正座を「正式な坐り方」とする国であるため、これができないということが身体的だけでなく心理的なストレスになってしまいます。

斎藤さんも、膝の痛みで正座ができないという悩みを抱えておられました。色々なサプリメントを試してこられましたが、今まで満足したことはなかったそうです。

プロテオグリカンの場合、「こんなに早く効果が現れるとは思わなかった」「驚くほどの効き目」「ビックリ」と感じておられ、予想を超える結果だったようです。膝の具合がよいので、歩く、座るといった動作だけでなく、しゃがむ、正座することも楽にできるようになったそうです。

このことはプロテオグリカンが、膝の軟骨の再生を促した、助けたからと考えられます。継続して使うことで、さらに改善する可能性もあると考えられます。

歩くのも困難なほどの膝痛が日常生活には支障がないほどに回復。フラダンスを楽しめるが、もっとアクティブな運動もしたい

佐藤信子さん　67歳　仙台市

若い頃から膝はあまり強い方ではなかったという佐藤さん。１年ほど前から急激に痛みがひどくなり、歩くのも困難なほど悪化してしまいました。近所のスーパーに車で買い物に行っても、アクセルを踏んだだけで膝の力が抜けてしまったそうです。交差点を歩いて渡るときも時間がかかり、信号が途中で変わってしまうような状態で、本当に困ってしまったとのことです。

整形も整体も効果がなく、試行錯誤を繰り返し、藁をもつかむ気持ちでプロテオグリカン含有サプリメントを飲み始めたのが２０１５年の5月頃です。

幸いプロテオグリカンは佐藤さんの期待に応え、４ヶ月を過ぎる頃には痛みが

激減。「右膝が一番痛むときを100としたら20～30くらい」まで回復しました。

「夜も、以前は湿布などをしないと痛みで寝られないほどでした。膝の奥からじわっと痛みがわいてくる感じ。それが今は、寝るときは全く痛みがありません」

ふだんの生活でも、荷物を持って階段を上り下りする際に、手すりにつかまらなくても平気になるなど、驚くほど調子がよくなっています。

ただし、痛みが全くゼロというのではありません。佐藤さんは、「以前の痛みをサイズに例えると、10円玉くらいの大きさでした。右膝の内側にそれがある感じ。今はそれがマッチ棒の先くらい」とおっしゃいます。これさえなくなれば、もっと活発に活動できると考えておられるのです。また「まだ正座は無理」ということで、さらに調子がよくなることを願っておられます。

「以前はもっとアクティブに体を動かしていたんですよ。今、ちょっと停滞気味で、フラダンス程度は楽しめますけど、そこまでなんです。以前はもっと激しいエアロビクスもやっておりましたので、またできるようになりたいですね」

そのために、プロテオグリカンに期待を込めて継続して飲み続けたいそうです。

膝のこわばりは消失。痛みも和らいで、買い物や家事も楽になった

岡野真澄さん（仮名）72歳　福井県

岡野さんが膝の痛みで整形外科を受診したのは、２０１４年6月のことです。急に痛くなったというわけではなく、少しずつ膝の違和感が強くなり、いよいよ本当に痛いとなっての受診でした。

レントゲンなどで膝軟骨が減っていることがわかり、これは治らないというのが診断だったようです。

そんなとき、書店で本をみつけて読み、紹介されていたプロテオグリカン含有のサプリメントを取り寄せました。飲み始めたところ、1ヶ月ほどで痛みが薄れ、ごわついていたこわばりもなくなったそうです。

残念ながらまだ正座はできないそうですが、座布団などを使えば膝を崩した横

座りはできるようになったとのこと。以前はそうした座り方もできなかったので、プロテオグリカンの効果だと感じておられます。

毎日の買い物も、以前は休みながら行っていたのが、今は難なく往復できるとのこと。家事全般もそうですが、膝の痛みがなくなったことでよくなったことはたくさんあります。調子がいいので、これからも飲み続けたいとのことです。

夜も痛みがなく、健康な膝を取り戻した感じ。稽古の日も翌日も元気でうれしい

稲守利允さん　72歳　三重県

剣道の師範として、毎日のように子供たちに稽古をつけておられる稲守さん。以前は膝の痛みで、稽古の翌日はかなりつらい状態だったり、稽古ができなかったこともあったそうです。

稲守さんが剣道を始めて60年。膝の痛みも剣道での膝の使い過ぎが原因だろうと考えておられます。

一時は整形外科にも通い、痛み止めを飲んだり、ヒアルロン酸の注射をしていたこともあったそうです。またサプリメントも色々試しましたが、これというものはありませんでした。

「今は薬もいりません。時々リハビリに行く程度です。（プロテオグリカンは）

私の体に合っているんでしょうね。他のものでは改善されなかった違和感や痛みもすっかりよくなりました。今後も飲み続けるつもりですよ」と調子のよさを喜んでおられます。

唯一効果を感じている。痛みは8割消失。今は夫婦2人で愛飲中

沖縄県宜野湾市　与座和子さん　83歳

与座さんが変形性膝関節症になって、もうかなり立ちます。両膝の軟骨がすり減っていて、痛みがあり、年と共にだんだん悪くなってきたとのことです。昔から色々なサプリメントを試してきましたが、あまり信用できないものが多いという印象を持っていたそうです。その中でプロテオグリカンは、唯一効き目が感じられて、ずっと続けて使っておられます。使いだして2年半くらいになります。

与座さんは看護師をされていたので、ご自分の膝のことも病院での治療についてもそれなりにわかっておられます。ご自分の膝に関しても、知っている整形外科に定期的に通院しており、そこでレントゲンを撮り、詳しい話を聞いておられました。変形性膝関節症の膝の負担を減らすには、体重を落としなさいと言われ

ていて、それなりに頑張ってきたそうですが、思うようにはいかなかったと笑っておられます。

与座さんの左の膝関節の軟骨はすり減っていて、隙間もほとんどないような状態です。そのため膝が硬く固まっているような感じです。右はわずかに隙間が空いていて、軟骨も少し残っているようです。

リハビリが大事なので、いつもお風呂の中で足の曲げ伸ばし運動などをして、日によっては30分くらいやっておられます。テレビを観ている時も貧乏ゆすり体操をして、これがいいということで1時間くらいはやっているそうです。リハビリで筋力をつけて、関節の負担を減らそうということです。

他にやっているのがプロテオグリカンです。

10ヶ月ほど飲み続けたところ、あれほど変わらなかった痛みがとれてきました。完全にゼロというわけではありませんが、7~8割はなくなったそうです。ふだんは使っている杖なしで普通に歩ける日が多くなりました。年齢を考えたら大変な回復です。

残念ながら、左膝の硬い感じはよくなりませんが、すり減った軟骨が完全に元に戻るというわけにはいかないようです。でも痛みがなくて普通に動けることが「これは大したものだと思います」と語っておられます。

実はご主人にも一時飲んでもらったことがあるそうです。

ご主人は94歳ですが、とても元気な人で、自分の身の周りのことは全て自分でやっています。ＡＤＬ（日常生活動作）は完全自立という人です。

ただ一時、右足の膝が硬いと言っている時があったので、プロテオグリカンをこっそり飲ませてみたそうです。そうしたら1ヶ月でよくなってしまったとのことです。

もともとご主人は心身共にしっかり自立していて、今でもスクワットなどもどんどんできてしまう人ですから、「膝が硬い」といっても一時的なものだったのでしょう。だから効果も早かったのだと与座さんは考えておられます。これからは「夫婦2人でプロテオグリカンを飲んで、元気を維持していきたい」とのことです。

通院とリハビリとプロテオグリカン。総合的にいい状態を維持

静岡県御殿場市　山根由美子さん（仮名）81歳

山根さんは、プロテオグリカンを5年ほど前から飲んでいます。本を読んで、これはいいかもしれないと思い、取り寄せたのが始まりだったそうです。

「その頃は膝が痛くて、夜も眠れないくらいでした。でも病院で治療を受けながらプロテオグリカンを飲んでいたら、だいぶよくなったんですよ」

プロテオグリカンで全部よくなったというわけではありませんが、通院、リハビリ、自主トレ、そしてプロテオグリカン。必要なことを全てやっているので、総合的にいいのだと思っているとのことです。

色々頑張っているのは、趣味が楽しいからと考えておられます。

「日本画をやっているんですが、教室がとてもいい雰囲気です。普通の習い事は

発表会などイベントが多くて慌ただしいのが当たり前ですが、私が通っている教室はマイペースで楽しめるのがいいのです。その絵の道具が実はとても重くて、これが少々しんどいのですが、続けたいので頑張っています」

少し悩んでいることもあるそうです。それは今もクルマの運転をしていること。クルマは生活上欠かせないのですが、やはり年齢的に返納を考える時期だと思っておられます。

「年齢的に、あちこち痛いのはしかたがないですよね。最近も背中が痛くて、病院に行って、リハビリして薬飲んでいます。加えてプロテオグリカンです。無理をせずに楽しくすごせればいいかなと思っています」

今はプロテオグリカンも不用。早く海外旅行に行きたい

北海道旭川市　田辺充さん（仮名）　83歳

２０１８年の頃ですが、元気だった田辺さんにも、色々痛いところが出てきました。特に膝です。気をつけてはいたとのことですが、「やはり年なのかなあ」と思っていたとのことです。

その頃、見つけたのが本です。プロテオグリカンが膝軟骨によいということなので、試しに取り寄せ、飲んでみました。

驚いたことに飲み始めて1ヶ月半で痛みが軽くなり、3ヶ月たつと6割は症状がなくなりました。つまり痛みは、飲み始めの半分以下になったということです。

1年たち、整形外科で診てもらったところ、「だいぶいいようだけれど、運動もやった方がいい」というアドバイスです。そこでプロテオグリカンとプラス運

動でがんばったところ、痛みがほとんどなくなったそうです。

田辺さんの年齢では、膝痛はあって当たり前。それが1年で消失するのは驚異的だと言えるでしょう。

痛みがすっかり消えたので、それからはプロテオグリカンも飲んでおらず、支障なく暮らしておられるとのことです。

「私は旅行が趣味で、以前はイタリアなど海外にもよく出かけておりました。それが今、コロナ禍で全くできなくなっています。せっかく膝が治ったのに、残念です。一日も早く、この病気の流行が終息して、行きたいところに出かけられるようになってほしいです」

20年来の膝痛。プロテオグリカンのおかげで一人暮らしに不自由がなくなりました

宮崎県えびの市　内藤よしえ（仮名）86歳

内藤さんと膝の痛みとのつきあいはもう20年にもなります。

今から3年ほど前に本に出会い、もう少し元気でいたいと思い、プロテオグリカンを取り寄せて飲み始めました。1ヶ月ほどで痛みが軽くなり、よく効いているると思いますが、よくなると、つい家の仕事をがんばってしまい、痛みがぶり返してしまいます。そんなことの繰り返しだそうです。

プロテオグリカンを飲み始めた頃は、病院のお世話になることはありませんでした。でも今は、歩く時どうしても足をひきずってしまい、一目で膝が悪いのがわかるのはしかたがないとお考えです。ただそれが気になるそうです。忙しくしていると、つい膝も腰も曲げて歩いていることに、気づくそうです。

その後、内藤さんは首を傷めてしまい、病院のお世話になることになりました。

首と肩に注射をしてもらっています。

「家ではついプロテオグリカンだけを頼りにしてしまいますが、通院を始めて、体操もやればよかったと後悔いたしました」

それで家でもストレッチやウォーキングを始めましたが、ウォーキングは1日5千歩を目標に、という話を聞き、自分には到底無理だと思われたそうです。

そこで病院で試してやりやすかったトレーニングバイクを購入し、家でがんばることにしました。プロテオグリカン、ストレッチ、ウォーキングバイクの3本柱でリハビリに取り組んでおられます。

「ただ田舎は交通の便が悪くて困ります。私は免許を返納してしまったので、タクシーが頼りです。病院も郵便局もスーパーも役場も、私のような老人はタクシーを頼りにするほかありません。そのタクシーも待たされること度々です」

そういいながら、とても前向きな内藤さん。プロテオグリカンですっかりよくなったとは言えませんが、今、一人暮らしで困ることはないそうです。まだまだひとりでがんばりたいと語っておられます。

プロテオグリカンで痛みもなくなり手術も回避。普通の生活ができるようになった

福井県　高山佳代子さん（仮名）74歳

数年前、高山さんは膝が痛むようになり整形外科を受診しました。レントゲンを撮ったところ「軟骨がすり減っています。変形性膝関節症ですね」と診断されました。「手術した方がいいかもしれません」と言われましたが、いきなり手術なんて、と困ってしまいました。

病院一件ではどうかと思い、セカンドオピニオンのために別の病院を受診したところ、手術という話にはならず、ヒアルロン酸の注射を2回ほど打ってもらったそうです。

ちょうどその頃、プロテオグリカンの存在を知り、飲んでみようと思って取り寄せました。実は他に飲んでいたサプリメントがあったそうですが、それは効か

なかったそうです。

プロテオグリカンを飲み始めたところ、しばらくして膝の痛みが少しずつ軽くなっていきました。その後も順調に回復し、問題なく歩けるようになりました。今ではほとんど痛みはないとのことです。

さすがに重いものを持ったり、正座をしたりはしませんが、普通の生活をする分には困らないそうです。

「縁あってプロテグリカンに出会えて、本当によかったと思います。出会えたことに感謝です。手術も回避できましたしね。これからもプロテグリカンは飲み続けたいと思います」

今は趣味のスポーツが楽しめるほど元気。膝の痛みも軽快

北海道留萌市　H・Tさん　84歳

以前、Hさんは膝痛で病院通いをしていました。ズキンズキンと膝が痛み、水がたまっていたので、病院では痛み止めをもらい、水を抜いてもらっていました。

それがプロテオグリカンを飲むようになって、だんだんよくなってきたそうです。まず水がたまらなくなり、それから痛みがなくなっていきました。

プロテオグリカンを飲み始めて2年くらいたちましたが、もう通院もしておられません。

「プロテグリカンがあればもう大丈夫という感じです。趣味で卓球やパークゴルフも楽しめるようになりました。痛みもほとんどありません」

第6章

薬や手術に頼らない膝関節症治療すぐわかるQ&A

Q 変形性膝関節症の手術は、一度やってしまえばそれで膝は完治しますか？

手術にはいくつか種類があります。いずれも手術だけで完治と言うわけにはいかず、再発を防ぐ対策が必須条件です。

まず骨にメスを入れない関節鏡手術の場合、炎症自体は回復しますが、悪化の原因である肥満や生活習慣を改善しなければ再発する可能性があります。

脛の骨を切ってO脚を矯正する高位脛骨骨切術の場合も同様です。肥満や生活習慣を改善することが、再発を防ぐ必須条件です。

人工関節に置き換える手術では、痛みはほとんどなくなります。ただし膝の可動域が狭くなるため、正座やスポーツなどは難しくなり、動作に不自由なところも多くなります。

Q

医療機関では、変形性膝関節症を改善するために運動した方がいいと言われました。ウォーキングがよいそうです。しかし膝が痛くて長時間は歩けません。

痛いのを我慢して歩くと炎症が悪化する可能性があります。運動といっても痛みを伴わないものがいいでしょう。膝を軽く曲げる「ソフト屈伸」や、短時間のウォーキングを何回か繰り返す「小分け歩き」であれば、負担なく続けられます。症状が改善してきたら、少しずつ負荷の強いものにレベルアップして、膝を支える筋肉を強くするようにしていきます。本書の第2章に、膝痛のレベルごとに紹介しているので参考にしてみてください。

Q 変形性膝関節症で膝が痛い場合、なるべく動かさない方がいいのでしょうか。

膝の状態によりますが、膝を動かさずにいるのはよくありません。膝の周りの血流が悪くなり関節液の代謝も悪くなります。プロテオグリカンも減ってしまい、軟骨細胞の代謝も悪くなるのです。あまりに動かさずにいると、膝が固まって（拘縮）、動かせなくなってしまいます。

少し痛みがあっても「ソフト屈伸」の最もソフトなやり方、膝をブラブラさせるだけの体操などを行って、膝関節の血流を滞らせないようにしましょう。

Q プロテオグリカンとは何ですか。

プロテオグリカンは、コンドロイチン硫酸、ケラタン硫酸などのグリコサミノグリカンと呼ばれる糖鎖が、コアタンパク質に共有結合した糖タンパク質です。細胞外マトリックスの主要な構成成分のひとつとして、皮膚や軟骨など体内に広く分布しています。

糖の持つ水親和性によって、多量の水を保持することができます。プロテオグリカンに含まれている多数のグリコサミノグリカン鎖群は、スポンジのように水を保持しながら、弾性や衝撃への耐性といった軟骨特有の機能を担っています。

プロテオグリカンは体のどこに存在するかや、グリコサミノグリカン鎖の種類によって分類されます。軟骨組織に豊富に存在するのは、プロテオグリカンの中でも巨大で、アグリカンと称されます。

プロテオグリカンは私たちの体の中にも存在し、関節の軟骨においてはスムーズな働きを保つ重要な役割を果たしています。しかし、軟骨のプロテオグリカンは年齢と共に減ってしまいます。そのため、効率よく補う必要が出てきます。

Q プロテオグリカンはどんな原料から抽出されているのですか。

もともとはウシの気管軟骨を原料としており、複雑な抽出・精製過程を経て得ていました。

しかし、手間がかかる割には精製量がわずかなため、価格はなんと1g 3000万円もしました。そればかりか、抽出にはクロロホルムやメタノール、グアニジン塩酸塩など人体に良くない薬剤が使われていたため、応用実験などには向きませんでした。

そんな中、故・高垣教授がサケの鼻軟骨からプロテオグリカンを抽出・精製することを思いつき、見事に成功しました。

サケの鼻軟骨を原料に、食用酢酸とアルコール（エタノール）だけで成分を抽出するという、非常に画期的かつ安全な方法です。

この開発が進んだ結果、価格は従来の1000分の1にまでなりました。

確かな実感を伴う成分でありながら、決して高くはないのはそのためなのです。

Q いつから研究されているのですか。

今から約30年前より、糖質・糖鎖の先進研究で知られる弘前大学で、開発と研究が進められてきました。

量産化の道を開いたのは高垣啓一教授（故人）で、当時は弘前大学医学部生化学第一講座の担当教授でした。

高垣教授は1980年の研究開始以来、紆余曲折を経て、プロテオグリカンの抽出から実用化、産業化まで、広い視野でプロジェクトを推進してきた、いわばプロテオグリカンの生みの親といっていい存在です。

１９９７年からは高垣教授を中心として、青森県内の産官学ネットワークのもとで研究が進められてきました。

プロテオグリカンには、まだまだ多くの可能性が秘められており、現在も研究が進められています。

Q プロテオグリカンを飲むと膝の痛みがなくなるのはなぜですか。

プロテオグリカンには、主に炎症を改善する作用と軟骨の再生を促す作用があります。関節に痛みが生じてしまうのは、軟骨がすり減ってしまうことによって骨同士がこすれ合う状態となることによります。さらには、ごく細かな骨の破片が刺激となって、炎症を起こしてしまうのです。

これが関節の痛みの主な原因です。

そのため、軟骨の維持と再生、そして炎症を抑えるといった双方向のアプローチが、痛みの改善につながるのです。

プロテオグリカンは、この二つの作用を同時に行う力を持っています。また、アーティチョーク葉エキスなど関節サプリに含まれる他の成分は、プロテオグリカンの作用をさらに高めてくれます。

Q 誰もが膝関節症になる可能性があるというのは本当ですか。

膝関節症にはいくつかの原因がありますが、加齢というのは、その中でも最たるものです。

誰でも年を重ねれば、若いころに比べて代謝が落ちてくるものです。これが体力の低下や肥満、皮膚のたるみやしわ、ひいては病気などの原因になります。

軟骨も細胞なので、若いころなら、すり減ってしまったとしても、代謝がいいのですぐに再生します。しかし、年を重ねると、すり減ってしまう事態に再生が追いついていかなくなります。

また、代謝の低下によって体重が増えると、その分、膝にかかる圧力も増加して、ますます軟骨をすり減らせてしまうことになります。

誰もが年をとる以上は、膝関節症にもなってしまう可能性があるというゆえんです。膝関節症を発症しない人は、ふだんから筋力を維持するための運動を心がけたり、食事に気を配って太りすぎないようにしている場合がほとんどです。

Q 関節の軟骨が修復されるというのは本当ですか。

プロテオグリカンには軟骨の修復作用があることが、ほぼ明確となっています。

なぜ「ほぼ明確」という表現にとどまるかというと、軟骨はレントゲン写真を撮っても写らないため、確かめるのが非常に難しいからです。膝の関節を手術で開いて、中の軟骨がどれくらい再生したかを確かめることができればいいのですが、なかなかできるものではありません。

しかし、プロテオグリカンにはEGF様作用があるということが実験によって明らかになっています。

EGF様作用とは、簡単にいえば生体細胞の増殖促進作用のことです。ヒト正常真皮線維芽細胞を用いたプロテオグリカンの細胞増殖作用を実験によって検討したところ、プロテオグリカンには有意な細胞増殖促進作用が認められました。

軟骨も細胞である以上は、このEGF様作用によって、軟骨の細胞が増殖促進されていると考えられます。

臨床試験やアンケートで、多くの方々が「膝の痛みが取れた」「動きがスムーズになった」と実感していることからも、これは確かなことだと考えられます。

Q プロテオグリカンを飲み出してから、どれくらいで改善効果が得られますか。

症状によっても若干異なりますが、多くの人が2週間で確かな変化を実感しています。かなり痛みの激しい方でも1～2ヶ月でほとんど痛みを感じなくなったという結果も出ています。

症状が軽いうちに飲み始めると、激変を実感することはないかもしれませんが、症状が緩和されるのも早いようです。だいたい1週間ほどで、関節のこわばりや軽い痛みがなくなったという人がほとんどです。

Q 痛みが消えたらプロテオグリカンをやめてもいいですか。

プロテオグリカンを数ヶ月飲み続けて、症状が改善したところで摂取をストップしてもらったところ、1ヶ月後にはじわじわと痛みが復活してきたという意見がありました。

関節は、日々、酷使してしまうのに対して、軟骨のクッション性をケアすることはなかなかしません。症状が進行したり、悪化したりすることを防ぐためにも、プロテオグリカンは栄養素のひとつとして、習慣にしていくことが望ましいと考えられます。

Q 現在、服用している薬と併用しても大丈夫ですか。

薬物治療を受けている人から、プロテオグリカンを摂取することによって、何らかの症状が見られたという報告は今のところありません。

プロテオグリカンはサケの鼻軟骨という「食品」です。そのため薬との飲み合わせが悪くなるということは、考えにくいことであるといえます。

心配であれば、かかりつけの医師に相談するといいでしょう。

Q 副作用はありませんか。

現在のところプロテオグリカンを飲んで副作用が出たという報告はありません。ただし、サケに対するアレルギーを持っている人は注意が必要です。

Q プロテグリカンの経口摂取は、変形性膝関節症だけでなく、他の関節症にも効果がありますか。

プロテオグリカンは膝軟骨だけでなく、全身の関節軟骨の成分です。役に立ちそうなのはまず股関節。変形性股関節症は、体操や経口摂取でプロテオグリカンを増やせそうです。

関節リウマチや椎間板ヘルニアにおいても、痛みが軽くなった、有効だったとする報告があります。

椎間板ヘルニアや脊柱管狭窄症においても、軟骨の状態が改善すれば痛みも軽くなる可能性があります。

Q 自分の膝のプロテオグリカンがどうなっているか検査で調べることはできますか？

関節軟骨の状態を見るには、精密な画像が撮影できるＭＲＩがある医療機関を受診することです。レントゲンではわからない軟骨の状態や、靭帯、半月板なども、かなりしっかり映ります。本書でご紹介したようなプロテオグリカンの濃度まで映し出せる最先端のＭＲＩを設置している医療機関は、それほど多くありません。現在のところ限られた施設で、診療だけでなく研究を兼ねて検査を行っているというのが現状です。

Q 最先端のMRIで関節を詳しく検査することには、どんな意味があるのですか。

精密な画像検査を行うことで、これまでの検査ではわからなかった、まだ無症状のごくごく初期の関節症を発見することができます。その状態から予防的な治療、例えば運動療法などを行うことで、本格的な発症を未然に防げる可能性があります。

変形性膝関節症は今や遺伝子検査ができる時代です。検査においても精密に調べて発症を防ぎ、多くの人が年をとっても自立した生活がおくれるようにすることがこれからの医学の課題なのです。

Q　プロテオグリカン配合の化粧品のコマーシャルをよく見ます。関節だけでなく美容にもよいというのはどういうことでしょうか。

プロテオグリカンは、関節軟骨だけでなく、皮膚や内臓、脳など体のあらゆる部位に存在する物質です。特にヒアルロン酸を超える保水力があることから、美容効果が期待されているのです。

加齢によって皮膚はプロテオグリカンが減少し、コラーゲンなども減少していきます。これは骨でも同じです。皮膚では次第に乾燥しやすくなり、ハリがなくなり、シワやシミができやすくなります。その防止・改善のために、減少するプロテオグリカンを補う化粧品が人気があるようです。

参考資料

書籍『奇跡の新素材プロテオグリカン』
かくまつとむ・著／弘前大学プロテオグリカン ネットワークス・監修（小学館101新書）

MOOK『渡辺式ソフト屈伸でひざ痛が消える！』監修 渡辺淳也（宝島社）

MOOK『ひざ痛がピタリと消える自力療法』（マキノ出版）

書籍『ひざ痛 変形性膝関節症 ひざの名医15人が教える最高の治し方大全』（文響社）

◉ 監修者プロフィール

渡辺 淳也 （わたなべ・あつや）

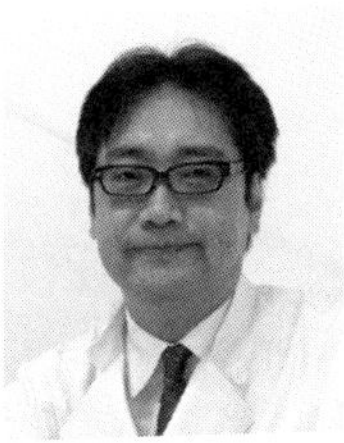

医学博士
東千葉メディカルセンターリハビリテーション科部長
千葉大学大学院医学研究院総合医科学講座特任教授

1996年、千葉大学医学部卒業。同大学医学部附属病院整形外科勤務などを経て、2005年、同大学大学院医学研究院修了、同年医学博士。帝京大学ちば総合医療センター先進画像診断センター長などを経て、2014年、千葉大学大学院医学研究院総合医科学講座特任准教授、東千葉メディカルセンター整形外科副部長を兼務。2016年より現職。
日本整形外科学会専門医、日本整形外科学会スポーツ認定医、日本整形外科学会リウマチ認定医、日本リハビリテーション学会臨床認定医。

◉ 著者プロフィール

犬山康子

医療ジャーナリスト

1959年生まれ。出版社勤務を経てフリーライターとして活動。子どものアレルギーをきっかけに健康・医療に興味を持ち、自然療法、東洋医学などの研究、執筆活動を展開中。

本書を最後までお読みいただきまして
ありがとうございました。

本書の内容についてご質問などございましたら、
小社編集部までお気軽にご連絡ください。

ナショナル出版編集部
TEL:03-6821-8485
E-mail:info@national-pub.co.jp

〈改訂新版〉
つらい膝《ひざ》の痛みは
毎日のちょっとしたことで
たちまち軽くなる！

発行日　2020年12月10日　初版　第1刷

定価　本体1200円＋税
監修　渡辺 淳也
著者　犬山康子

発行所　ナショナル出版
〒130—0011
東京都墨田区石原3—2—3
両国鈴木ビル
TEL 03・6821・8485
FAX 03・6658・8955

印刷・製本　ベクトル印刷株式会社

ISBN978-4-930703-86-6